성공하는 여성을 위한 파워워킹

변화와 개성을 창조하는 **김동수의 워킹 지도법**

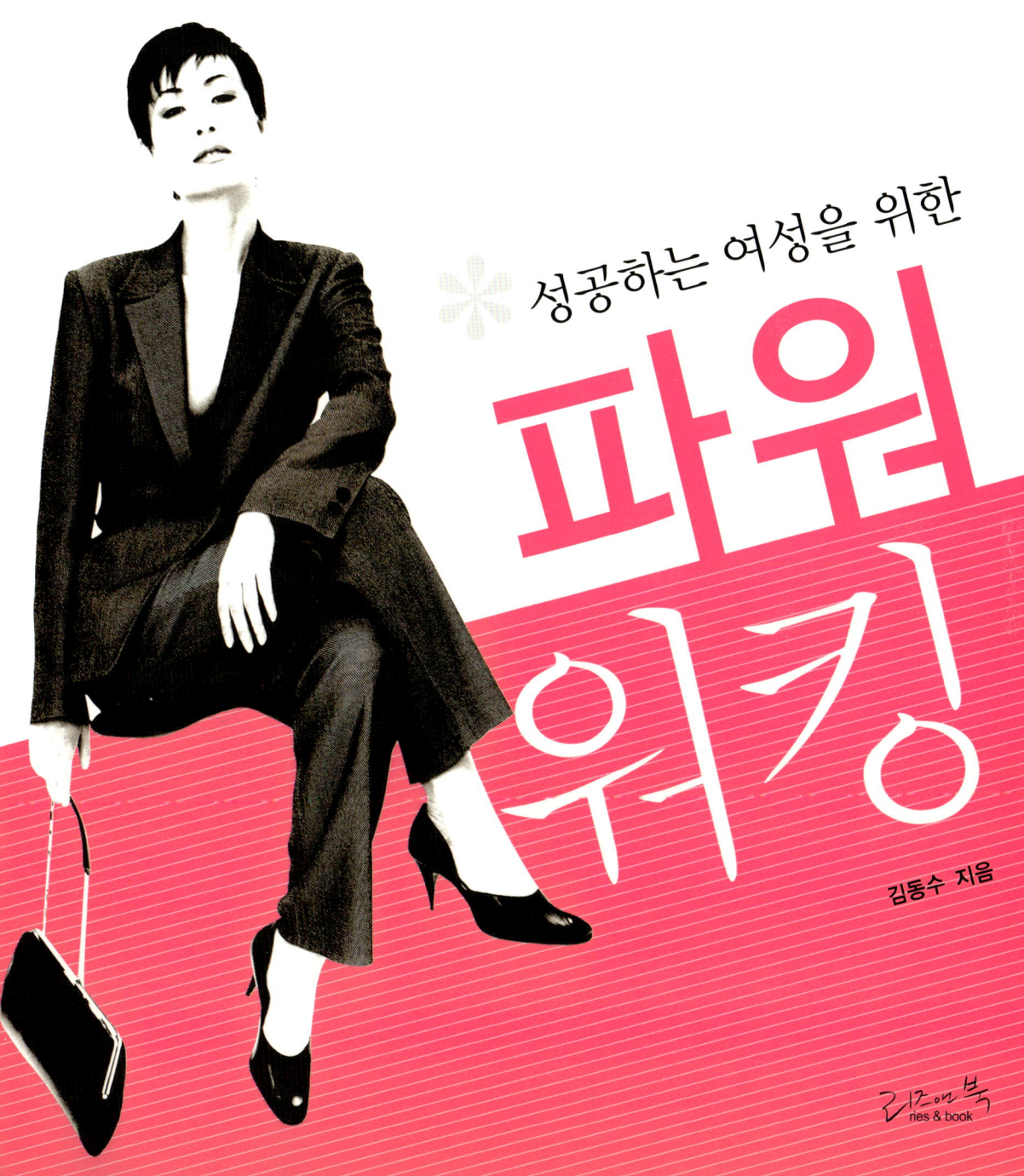

성공하는 여성을 위한

파워 워킹

김동수 지음

리즈앤 북
ries & book

책을 내며

모델이 하나의 전문적인 직업으로 자리 잡으면서 사람들의 관심이 높아지고 있다. 10여 개가 넘는 전문 교육기관과 모델 스쿨에서는 다양한 프로그램으로 이들을 지도하고자 한다. 현재 국내에서 유일하게 4년제 모델 전공학과가 있는 동덕여대에서 학생들을 지도하다 보니 체계적인 지도법의 필요성을 더욱 절실히 느끼게 되었다. 물론 이미 몇몇 워킹에 대한 책들이 있으나, 다년 간의 현장 경험이 없는 비전문가들에 의한 책인 경우가 많아 실로 어깨가 무거웠다.

본 책을 쓰며 나만의 비법이 아닌 객관적인 시선에서 판단하고 글을 적기 위해 무단히 노력하였다. 한국 체육 과학 연구원에서 실시한 워킹 실험의 경우, 많은 이들이 과연 이 실험에서 다양한 결과가 나올 것인가 걱정하였지만, 결과적으로 나의 생각만큼이나 결과가 과학적으로 확인되었다.

같은 이미지라 할지라도 모델의 생각이나 감성 표현 능력에 따라 각기 다른 보폭과 어깨 동작, 표정 등이 워킹으로 표현되었다. 이러한 결과를 토대로 이 책이 미래의 워킹 지도자가 되고자 하는 이들이나 현재 워킹을 가르치는 후배들에게 좀더 효율적이고 유익한 자료가 되었으면 한다.

그리고 그후에 그들에 의해 더욱 좋은 책이 나왔으면 하는 바람이다.

고마운 분들

패션 이미지
모든 일에 열정적인 자세로 임하는 김명희님

운동의 중요성
항상 소리없이 모델들에게 깊은 애정을 갖고 계신 유영준님

워킹 컴퓨터 분석
한국 체육 과학 연구원 박동철님
늘 의욕적으로 임하는 박지연님

진심으로 감사드립니다
2005년 가을 김동수

차례

책을 내며 4

고마운 분들 5

1장 지도자의 구성 요소

동기화	11
리더십 이론	14
카리스마 & EQ	17

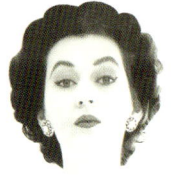

2장 운동

운동의 중요성과 효과	23
운동의 기전 · 무엇이 어떻게 이루어지는가?	28
다양한 운동의 종류 · 자신에게 맞은 운동을 어떻게 선택해야 하나?	35
신체 측정법 · 자신을 알아야 한다	43
날씬한 몸매를 위한 비법	45
SOS 긴급 조치	53

3장 워킹법

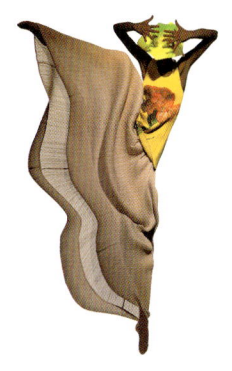

몸풀기	59
기초 워킹법	64
남성 모델	74
패션 이미지와 워킹법	82

    내추럴 NATURAL 82   로맨틱 ROMANTIC 87

    매니시 MANNISH 94   에스닉 ETHNIC 101

    액티브 ACTIVE 106   클래식 CLASSIC 110

모델별 워킹 분석표 · 박순희, 최은선, 엽설화, 허보미	116
총평	120

참고 문헌 및 자료

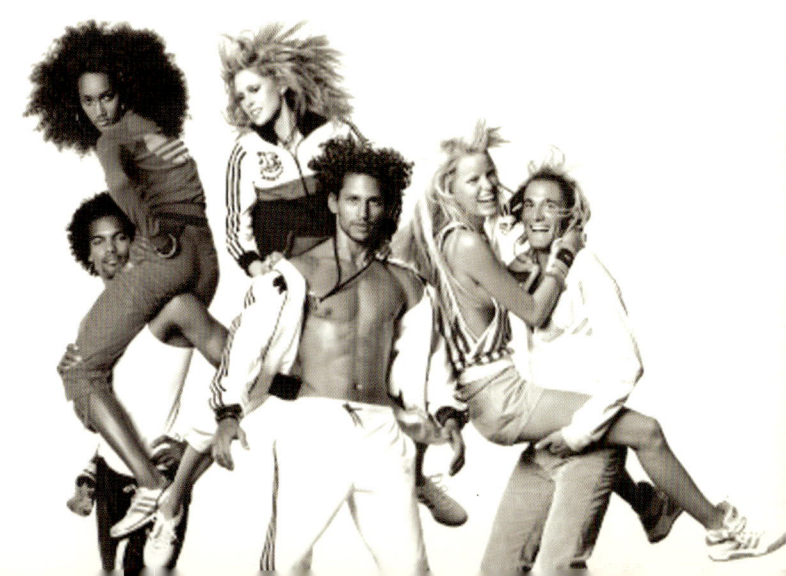

1장

지도자의 구성 요소

동기화 Motivation

인간의 특정 행동들은 어떠한 동기화(동기부여)로 인하여 이루어진다. 예를 들어 우리가 워킹을 배우는 이유는 무엇 때문일까? 단지 남들보다 예쁘게 잘 걷기 위함일 수도 있고, 끊임없이 무언가를 배우거나 어떤 위치에 올라서기 위함일 수도 있다.

목표는 같으나 그 목적은 다 다를 수 있는 것이다. 이를 동기화라 할 수 있으며, 동기화는 크게 결핍 욕구와 성장 욕구로 나눌 수 있다.

인본주의 심리학자 Abraham Maslow는 그의 저서 『동기와 성격(Motivation and Personality)』에서 인간의 다양한 욕구는 아래 단계의 욕구가 충족되어야만 윗단계의 동기가 발현되며, 궁극적으로 자아실현에 도달한다는 '욕구의 위계(a hierarchy of needs)' 이론을 정립하였다.

결핍 욕구(deficiency needs)는 맨 밑의 생리적 욕구부터 안전에 대한 욕구, 소속감과 사랑에 대한 욕구, 자존심의 욕구까지 포함하며, 성장 욕

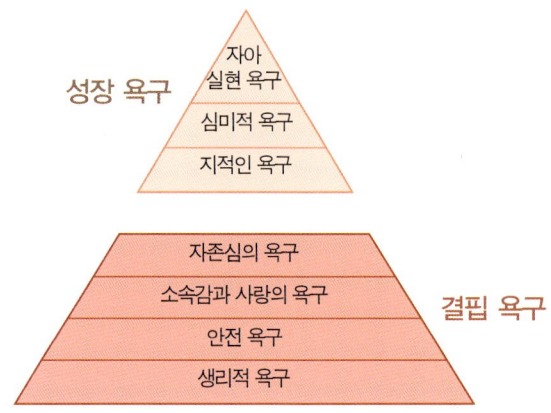

구(growth needs)는 맨 위의 자신의 잠재력을 최대한 발휘하려는 자아실현의 욕구, 심미적 욕구와 지적 욕구를 포함한다.

결핍 욕구와 성장 욕구는 여러 면에서 대조된다. 먼저, 결핍 욕구는 긴장을 해소하고 평형을 복구하려고 하나, 성장 욕구는 긴장의 즐거움이 지속되길 원한다. 결핍 욕구를 충족하는 것은 안도감과 포만감을 낳지만, 성장 욕구는 충족되더라도 보다 더 많은 것을 성취하고 싶은 욕구를 낳기 때문에 결코 완전히 충족될 수 없다. 또한 성장 욕구가 강한 사람은 자율적이고 자기 지시적이라서 스스로를 도울 수 있지만, 결핍 욕구는 주로 다른 사람에 의해서 충족되는 경향 때문에, 결핍 욕구가 강한 사람은 타인 지향적이고 곤경에 처했을 때 다른 사람의 도움에 의존한다.

이번에는 성취 동기에 따른 행동 성향에 대해 알아보자.

성취 동기가 높은 사람은 실패 후 동기화가 더욱 성장되고, 성공 후에는 원하던 목적을 달성한 것에 대해 저하되지만, 성취 동기가 낮은 사람은 실패 후 오히려 부정적이 되고, 좌절하며 저하되고, 성공 후에는 자신감을 얻어 동기화가 상승된다.

일반적인 사람들은 보통의 성취 동기를 가지고 있어, 후자의 쪽이 다수이다. 그러나 만약 자신이 보통의 사람들과 다른 높은 성취 동기를 가지고 있는 사람이라면, 이러한 패턴을 고려하여 지속적인 동기 부여로 자아실현을 위해 나아가야 할 것이다. 성취 동기가 낮은 사람에게 가장 필요한 것은 자신감 회복과 칭찬의 말들이다.

리더십

리더십이란 무엇일까?

- 다른 사람을 무언가 하게 만드는 활동
- 팔로워와 리더 모두가 요구하는 것을 충족시켜 주는 목표를 세워 사회적으로 유익한 결과를 도출해 내는 활동
- 단순히 영향력을 행사하는 그 이상의 것(Leadership is more than Influence)

하이페츠(Helfetz)는 『Adaptive Work ; 변화에 적응하기 위한 과업』에서 '적응하는 작업' 은 구성원들간의 다른 가치관에서 야기되는 갈등을 해결해 가기 위해서 배워 가는 것으로, 구성원들이 지니고 있는 가치와 당면하고 있는 현실과의 차이를 좁혀 가는 일이라 했다. 그래서 '적응한다는 것' 은 사람들이 지니고 있는 가치, 믿음 또는 행동을 바꾸는 것이 요구된다.

리더는 이러한 구성원들의 다양한 가치로 인하여 내부에서 상호간의

갈등을 겪으면서 새로운 것을 배울 수 있도록 사람들을 움직이게 한다고 했다.

따라서, 리더의 역할은 방향 설정자(Setting Direction)이자 공감대 조성자(Creating Alignment)이며, 동기 부여자(Building Commitment)인 것이다.

특성 이론에서는 '리더는 만들어지는 것이 아니고 태어나는 것'이라고 가정하고, 주로 리더의 개인적 특성을 확인하는 데 관심을 두었다. 리더가 고유한 개인적 특성을 가지고 있다면, 그가 처해 있는 상황이나 환경이 바뀌어도 항상 리더가 될 수 있는 것이 아니기 때문에 그러한 특성을 가지고 있는 사람들만이 리더가 될 수 있다고 생각하였다. 따라서 이러한 특성을 확인할 수 있다면 리더의 선발과 훈련에 도움이 될 것이라고 가정하였다.

그렇다면 리더의 주요 특성에는 어떤 것들이 있을까?

일반적으로 경영자가 가져야 할 리더의 특성으로는, 지능(Intelligence), 자신감(Self-confidence), 결단력(Determination), 성실성(Intergrity), 사교성(Sociality) 등을 이야기한다.

그렇다면 워킹 지도자로서 가져야 할 리더의 특성은 무엇인가?

먼저 사회적, 문화적 변화에 대한 빠른 이해력이 있어야 한다. 전체적인 흐름에 따라 하루가 다르게 바뀌는 트랜드를 제대로 알고 있어야 그에 따른 워킹 이미지를 제시할 수 있다.

지도시에 영향을 줄 수 있는 실전과 생활에서의 경험 또한 매우 중요하며, 이러한 지도자만의 지식을 말과 행동으로 보여 줄 수 있는 능력이 필요하다. 정확한 언어 전달을 위한 어투, 목소리톤, 의도적인 액션은 기본

사항이다. 물론 이러한 것들은 개개인의 특성이나 성향에 따라 조금씩 달라질 수 있다.

아래의 표는 여러 지도자의 특성을 적어 놓은 것이다.
몇 가지 항목에 해당되는지 한 번 체크해 보자.

지도자의 특성

☐	조정 adjustment	☐	나이 age
☐	애타주의 altruism	☐	야심 ambition
☐	권위주의 authoritarianism	☐	조화 compatibility
☐	보수성향 conservatism	☐	존경 deference
☐	우월성 dominance	☐	감정 이입 empathy
☐	자부심 esteem	☐	외향성 extroversion
☐	실패의 두려움 fear of failure	☐	신장 height
☐	지능 intelligence	☐	내향성 introversion
☐	판단 judgment	☐	친절 kidness
☐	책임 liability	☐	남성다움 masculinity
☐	성숙 maturity	☐	동기 motivation
☐	신경성 neuroticism	☐	독창성 originality
☐	지각력 perceptiveness	☐	지속성 persistence
☐	인기 popularity	☐	심리성 psychoticism
☐	책임감 responsibility	☐	학식 schlarship
☐	자신감 self-confidence	☐	민감성 sensitivity
☐	성별 sex	☐	사회성 sociability
☐	신장 stature	☐	지지 supportiveness
☐	긴급성 urgency	☐	언어적 솜씨 verval facility
☐	어휘 구사력 vocabulary usage	☐	체중 weight

출처: Lancy, F. J. (1985). Psychology of work behavior. Chicago : The Dorsey Press.

카리스마와 EQ

버시스(Bass)와 요코치(Yokochi,1991)는 카리스마적 리더를 자신감·탁월성·목적 의식, 구성원들이 원하고 있는 목표를 명확히 표현할 수 있는 능력을 유도해 내는 자질과 재능이 있는 전형적인 인물로 설명하고 있다.

따라서 카리스마적 리더는 보편화된 영향력을 가지고 있다. 이 영향력은 변화적이며, 또 당면하고 있는 현 상황 이상으로 합리적인 보상 약속이나 즉각적인 처벌 불안과 추종의 상호 교환을 증가하는 것이다(Bass, 1985).

베버(Weber,1964)의 카리스마에 관한 설명과 트리스(Trice)와 비어(Beyer,1986)의 카리스마에 대한 설명에서 카리스마는 다음의 5가지의 구성 요소를 갖고 있다 하였다.

1) 비범한 재능을 소유하고 있으며
2) 위기 상황을 지혜롭게 극복하고

3) 그 문제에 대한 합리적인 해결책을 지니고 있으며
4) 비범한 인물을 통해서 큰 권력을 얻는다고 믿으면서 그러한 인물에 매력을 갖고 따르며
5) 계속 성공하는 사람의 재능과 기발함을 확인하는 능력

버시스(Bass)는 또한 카리스마적 리더의 개성으로 자신감, 자기 결정력, 변환 능력, 내적 갈등 해결력을 제시하였다.

그러나 카리스마란 적당한 상황에서 적절히 나타나야 한다. 여성 운동선수의 경우는 지도자의 피드백이 없고 권위적인 행동에 오히려 부정적인 행동이 나타났고, 남성의 경우에는 반대로 권위적인 지도를 선호하는 것으로 나타났다.

어느 통계 자료에 따르면, 탁월한 리더는 대인 관계에 있어서 탁월한 대화 기술로 구성원의 특성을 개발하여 협력과 팀워크를 키워 나간다고 한다.

성공하는 지도자들의 74%는 IQ보다 EQ가 더 높게 나타난다고 한다. EQ란 감성 지수 또는 교육 지수라 하며, 자기 자신과 타인의 정서를 평가·표현하고 조절하는 것으로, 아울러 정서 사고·추론·문제 해결·창의성 등에 응용하는 능력을 뜻한다.

요즘 주변에서 EQ에 대하여 이야기하는 것을 많이 들어 보았을 것이다. 그만큼 EQ에 대한 관심이 높아졌고, 대기업에서도 신입 사원 채용시 전과는 다르게 EQ가 높은 인재를 선호한다. 이것은 대인 관계나 사회 활동시 감성 지능의 역할이 높아지고 있는 것을 말해 준다.

성공적인 리더가 갖춰야 할 감성 지능의 요소는 다음과 같다.

자기 성찰력 자기 자신의 감정, 장점, 약점 등에 대한 깊은 이해

자기 관리 능력 자신의 감정을 잘 컨트롤하고 긍정적인 방향으로 전환시킬 수 있는 능력

동기 부여 금전적 보상이나 승진에 대한 목적이 아닌 일에 대한 순수한 열정

감정 이입 다른 사람의 감정을 이해하는 능력

사회성 대인 관계 능력

민주적이고, 사회적 지지와 카리스마, EQ를 모두 갖춘 사람이야말로 앞으로의 사회가 요구하는 미래형 지도자가 될 수 있다.

자기 변화의 힘과 리더십

우리 자신의 기만을 인식하는 것이 힘의 원천이다.
우리가 자신의 기만을 스스로 관찰하려 할 때, 강한 개인적인 수치심이 인격적인 결함을 극복하려고 애쓴다는 사실을 알게 된다.

자신을 기만하고 있다는 것을 받아들이는 것은, 자신과 타인이 변화할 수 있도록 도와준다.

우리의 용기와 고결함이 비겁함과 기만을 대신할 때, 다른 사람들이 변화된다.
우리의 새로운 자아는 집단적인 변화를 가능하게 하는 촉진제 역할을 하게 된다.

우리 자신을 변화시킬 때,
우리는 다른 사람이 우리를 보는 관점을 바꾸게 하고, 우리에게 어떻게 대응하는지를 변화시킨다.
우리 자신을 변화시킬 때, 우리는 세상을 바꾸는 것이다.

세상에는 당신만이 변화시킬 수 있는 유일한 부분이 있다.
그것은 바로 당신이다.

2장 운동

운동의 중요성과 효과

아래 두 사람 중 누가 더 건강할까?

20대 후반의 K양은 뚱뚱한 체격에 아랫배가 불룩 나왔고 술도 잘 마시고 담배도 피운다. 그러나 매일 아침 조깅을 30분 이상 하며 가끔 단축 10km 마라톤 대회도 참가한다.

20대 초반의 L양은 군살 하나 없는 마른 체격으로 독서를 좋아한다. 술도 마시지 못하고 담배도 피지 않는다. 운동은커녕 움직이는 것도 싫어한다.

위에 두 여성을 보면 K양은 뚱뚱하고 L양은 마른 체격이라 L양이 더 건강할 거라고 생각할지 모르나 실제로 K양이 더 건강하다. K양은 약간의 혈압은 있지만 병은 없는 상태고, K양은 마른 체격이지만 고혈압이 있고 당뇨병을 갖고 있는 상태다. 음주와 흡연을 하고 체격이 뚱뚱하더라도 운동을 하는 사람과 군살이 없더라도 운동을 하지 않는 사람의 차이는 바로 위와 같이 극단적이다.

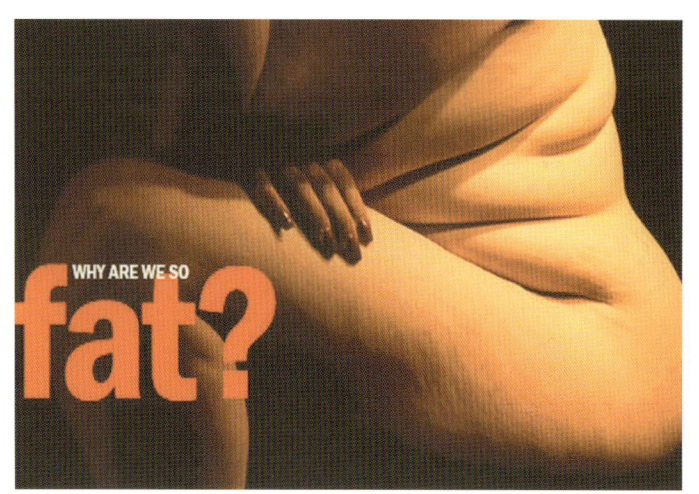

왜 우리는 살이 찌는 것일까? 이 장에서는 살이 찌는 이유와 그 해결 방법에 대해 알아보도록 하자.

운동은 그만큼 사람의 생명을 좌지우지할 수 있는 매우 중요한 인간 활동이다. 불과 10년 전만 하더라도 비만을 병이라고 하기엔 좀 부족한 감이 있었다. 아니 오히려 그보다 더 10년 전에는 뚱뚱한 아이를 우량아라고 해서 대회를 열기도 했던 시절이 있었다. 그런데 지금의 현실은 남녀 할 것 없이 살과의 전쟁을 치르고 있는 실정이다.

비만은 매우 영향력이 큰 질병으로 자리 잡았다. 미디어와 일부 돈에 어두운 전문가 집단들이 다소 부풀린 감이 있지만, 비만은 그 자체로도 비정상적인 상태이고 2차적인 질환을 일으키는 매우 심각한 질병이다.

물론 건강은 운동만 열심히 한다고 해서 유지되고 향상되는 것은 아니다. 골고루 적당한 양의 음식을 먹고, 충분한 휴식을 취하며, 운동을 하고, 심리적으로 스트레스에 덜 시달리는 생활과 기타 다양한 요소들의 상호 작용으로 건강은 유지, 향상된다.

일반적인 현대인의 삶에서 하루 30분 정도만 투자하여 건강, 심리적 안정을 이루는 방법은 운동밖에 없다. 아울러 모델에게 없어선 안 될, 보통 사람들보다 뛰어난 외적인 자신감을 향상시키기 위한 방법 역시 운동이다. 일단 하루 30분 이상의 꾸준한 운동은 체력을 향상시켜 준다. 무슨 일을 하든 그 일에 집중하여 장기간 매달릴 수 있는 힘은 정신력도 중요하지만 체력의 뒷받침이 없으면 불가능하다.

또한 계속된 하루 30분 이상의 꾸준한 운동은 면역력을 향상시켜 준다. 무슨 운동을 하건 신체를 움직이기 위해선 근육이 움직이고, 근육이 움직이려면 복잡한 대사를 거친 혈액을 통해 산소와 영양분을 에너지로 삼아야 하는데, 이때 혈액 순환이 보통 때보다 5배 이상은 빠르게 이루어지면서 각 기관에 공급되는 혈액도 증가하고, 특히 뼈에도 혈액량이 증가하여 뼈에서 만들어 내는 면역세포 등이 증가하여 면역력이 높아진다.

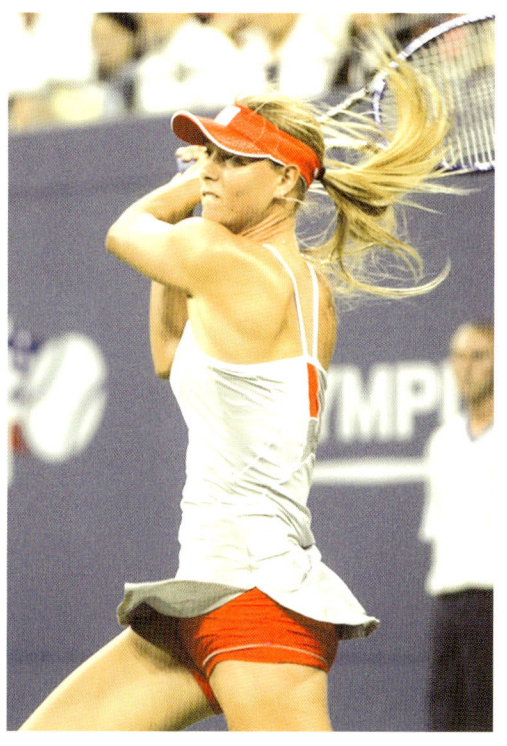

적당한 근육으로 다져진 몸매는 건강미와 아름다움의 상징이 되고 있다

따라서 전문 운동선수처럼 순발력이라든지, 폭발적인 파워 등 기타 세밀한 기능 등을 갖추는 데는 부족하더라도 평상시 운동은 면역력을 높이는 데 큰 역할을 한다.

또한 스트레스를 해소하는 가장 최고의 테크닉이다. 스트레스는 단순하게 말하자면 자극이다. 따라서 적당한 스트레스는 생활과 건강에도 활력을 불어넣는다. 운동도 스트레스를 꾸준하게 주는 것이다.

각 신체 기관에 꾸준하게 자극을 주어 웬만한 자극, 즉 생활하면서 생기는 움직임에 따른 피로에 대한 저항력을 길러 주는 것이다.

예를 들어, 예방주사는 아주 소량의 질병을 유발하는 균을 인체에 넣어 항체를 만들어 후에 그 균이 들어오더라도 이겨낼 수 있는 힘을 길러 주는 것인데, 운동도 그와 같이 신체에 자극을 주어 신체가 적당한 활동에 쉽게 피로하지 않게 내성을 길러 주는 것이다.

그러나 심리적으로 과도한 스트레스는 성인군자가 아닌 다음에야 쉽게 받아들이고 소화할 수 없는 것이 사실이다. 이러한 스트레스를 적절히 해소시켜 주는 것이 신체 활동, 즉 운동이다. 스트레스를 받는다는 것은 신체가 교감신경의 항진으로 인해 흥분 상태로 만들어 근육을 긴장 상태로 만들고, 심장은 혈액을 더 힘차게 뿜어내 심리적으로 긴장하게 된다. 즉, 과도한 스트레스는 인간의 항상성, 더 광범위하게는 생명을 위협하는 요인으로 영향을 끼치는데, 운동은 그러한 흥분 상태를 움직임을 통해 해소할 수 있게 한다.

　운동을 통해 에너지를 소진하고 피로하게 되면 긴장·흥분 상태를 진정시키는 호르몬들의 방출로 인해 이완되기 때문이다. 이것이 항스트레스성 호르몬으로, 마치 적당한 음주나 좀 과하게는 마약을 한 것과 같은 기분 좋은 상태를 만드는 역할을 한다. 쉽게 말하면, 인체는 스스로 운동을 통해 기분을 좋게 하는 마약을 방출하게 되어 스트레스를 해소할 수 있는 것이다. 이것은 또한 다이어트에 가장 효과적이라 할 수 있다. 살을 빼기 위해 아직도 식사를 줄이거나 아예 굶고, 한 가지 음식만 먹는 것으로 다이어트하는 사람들이 아직까지도 많다. 식사를 거르거나 단식을 하면 물론 살은 빠진다.

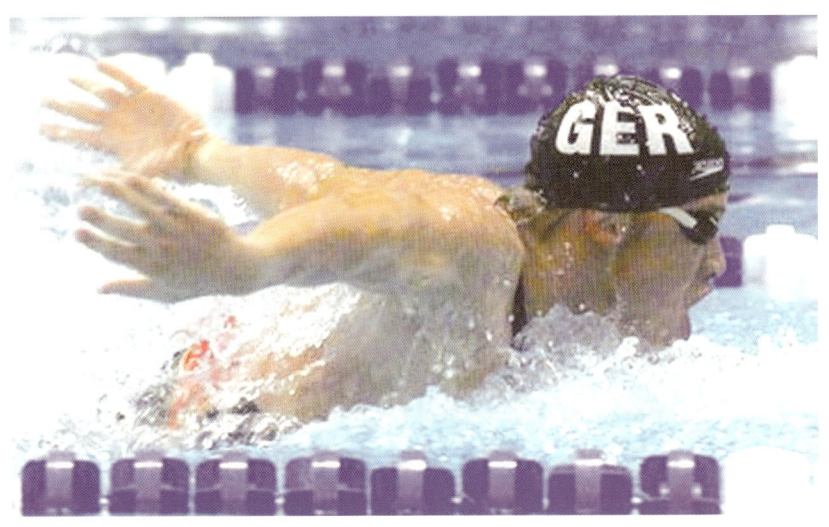

그러나 살을 뺀다는 것은 체중을 줄인다는 것도 의미하지만 엄밀히 얘기하면 체지방을 줄인다는 의미가 더욱 크다. 감식, 단식을 하면 일주일에 4kg까지도 뺄 수 있다.

그러나 그건 몸 속 수분이 감소한 것이라고 봐도 무방하다.

탄수화물 섭취를 줄이면 수분도 감소하게 되는데, 이때 체지방은 빠지지 않는다. 더 길게(2주 이상) 무리한 감식이나 단식을 해야 체지방도 감소하기 시작하는 것이다. 그러나 지방뿐만 아니라 우리 신체를 구성하는 기관·근육·골격 등을 구성하는 성분들, 즉 제지방까지 함께 빠져 나가서 건강을 위협하게 된다.

대단한 정신력으로 3주 이상 실시하더라도 체지방은 잘 빠지지 않는다. 생명 유지를 위해 우리 몸은 가능한 에너지 소모를 없애고, 최대한 대사활동을 줄여 더 이상 체지방이건 제지방이건 빠져 나가지 않게 활동한다. 또 두뇌를 통해 생각하는 일이 줄어 결국 두뇌 활동이 감소한다.

무리하게 다이어트하는 사람을 보면 왠지 멍해 보이지 않는가?

실제로 정신 나간 사람다운 표정이다. 그렇게 영양 공급이 되기 전까지 계속 멍한 표정으로 가까스로 생활을 유지, 아니 생명을 유지한다. 그러나 결국 그러한 스트레스를 참지 못하고 다시 과식·폭식을 하게 되는데, 얼마간 영양 공급 제한에 적응한 신체는 더 이상 많은 영양분이 빠져 나가지 않게 조절하여 살이 더 찌게 된다. 이것이 바로 '요요 현상'이다.

식사량은 평소의 양에서 20~30% 정도만 줄이고 하루 30분 이상의 운동을 하면(특히 유산소운동), 언제나 가뿐하고 늘어난 근육으로 아름다운 바디라인을 유지할 수 있다.

이 책을 읽어 공부하는 사람이면 앞으론 무리한 감식, 단식 대신 적당한 음식 절제와 꾸준한 운동으로 건강과 몸매를 유지하기 바란다.

운동의 기전
무엇이 어떻게 이루어지는가?

조깅, 에어로빅, 웨이트 트레이닝이나 요즘 유행하는 요가나 코어 등 모든 운동과 걷고 뛰고 머릴 돌리고 무엇을 잡아드는 모든 인간의 활동은 뼈대, 근육, 관절에 의해서 이루어진다.

뼈는 성인의 경우 206개로 신체를 지지하고 형태를 유지하며, 뇌·척수·허파·심장 등을 보호하고 있으며, 새로운 피를 만드는 기능도 있다. 또한 뼈와 뼈를 연결하는 관절에 의해 굴신(굽혀지고 펴지는 움직임), 회전 등의 방향이 이루어진다.

그러나 뼈는 그 자체로 움직이는 것이 아니라 근육의 수축과 이완에 의해서 움직여진다. 그리고 근육은 혈액 공급을 통해 에너지가 공급되어 수축·이완하여 실질적인 운동을 이루어지게 한다.

운동을 할 때 이루어지는 인체 활동을 보기 전에 골격 중 척추의 바른 자세에 대해 살펴보자.

자세를 유지하고 형태를 유지하는 것은 뼈이고, 근육은 뼈를 둘러싸고 있어 뼈가 제대로 버티도록 한다.

뼈 중에서도 가장 중요한 역할을 하는 것이 척추이다. 척추는 등 쪽으로 위로는 머리, 아래로는 골반을 잇는 뼈이며, 각각 목뼈 7개, 등뼈 12개, 허리뼈 5개로 이루어져 있다. 똑바로 서 있는 사람을 옆에서 봤을 때, 목뼈는 약간 앞으로 둥글게 나와 있고, 등뼈는 뒤로, 허리뼈는 앞으로 나와 있다. 그리고 각각의 뼈와 뼈 사이는 마치 푹신푹신한 쿠션과 같은 역할을 하는 디스크가 위치한다. 이렇게 앞뒤로 휘고 디스크가 각각의 뼈와 뼈 사이에 있는 것은 인체로 가해지는 충격을 완화시키려는 역할을 하기 위해서이다.

흔히 우리가 디스크라고 하는 것은, 정확히 말하면 디스크가 척추 전후좌우로 튀어 나온 현상으로 디스크 탈출증, 추간판 탈출증이라고 한다. 이것이 심해지면 디스크가 터져 신경을 건드리고 심한 통증을 유발하기도 한다.

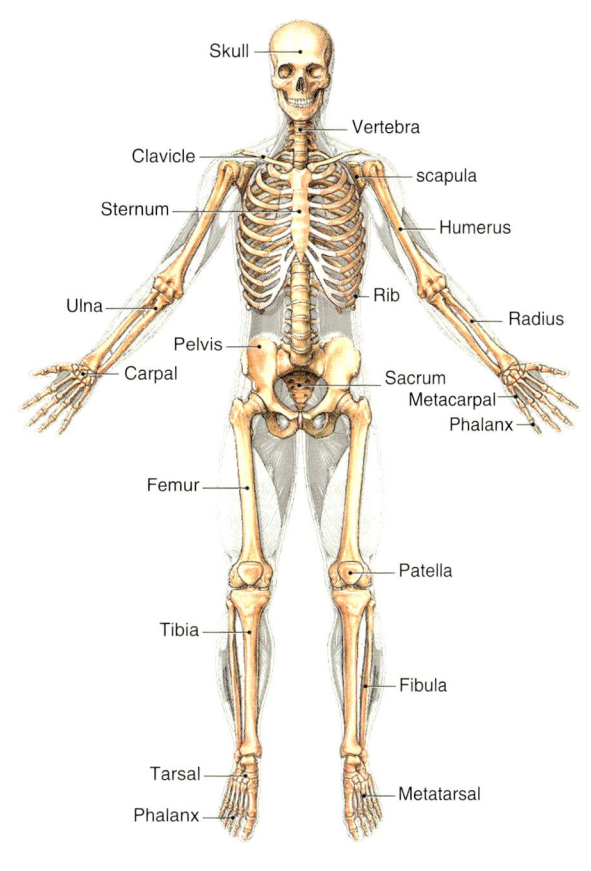

인체 골격도
우리의 인체는 어떻게 무엇으로 이루어졌을까. 운동에 대해 배우기 전 우선 우리의 몸이 무엇으로 구성되어 있는지 알아보자

척추에는 뇌에서 시작되는 중추신경망이 인체 모든 곳과 연결되어 있어서 척추를 다치게 되면 이 신경이 끊어져 더 이상 정상적인 활동을 하지 못하는 반신불수나 하반신 마비 등의 증상이 나타나기도 한다.

가방을 한쪽으로만 맨다든지, 다리를 꼬고 앉거나 삐딱하게 오래 서 있으면 척추의 변형이 오는데, 전후좌우 어느 쪽으로든 척추의 각도가 변형되면 그 안에 이어져 있는 신경이 눌리게 되고, 또 척추와 연결된 장기에 부정적인 영향을 미치게 된다.

예를 들면, 경추 1번은 출산시 비뚤어질 가능성이 많은데 이것이 잘못

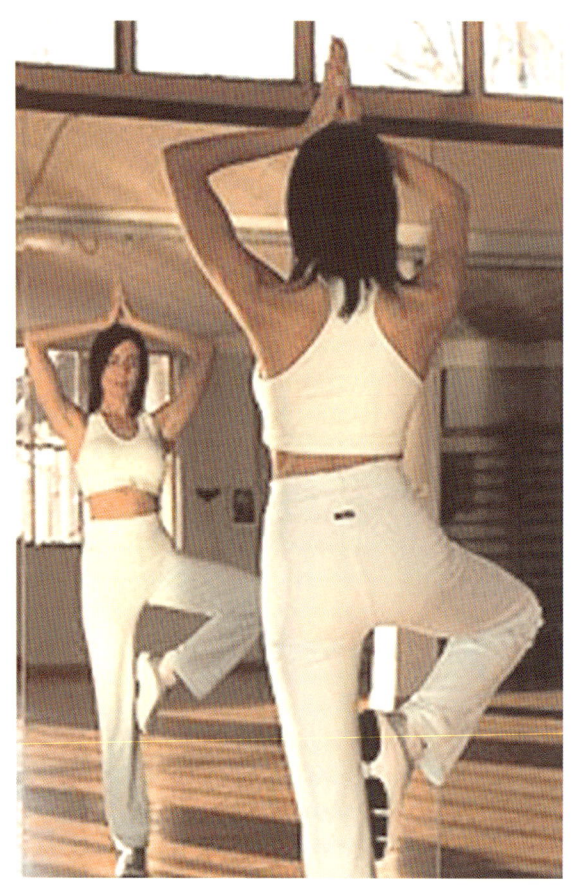

되면 두통·신경과민·불면증 등을 유발하기도 하고, 요추 3번 뼈가 틀어진 상태가 되면 생식기·자궁·방광·무릎 등에 부정적인 영향을 미쳐 생리통·생리불순·유산·무릎 통증 등을 유발할 수 있다.

특히 모델의 워킹을 보면 일반적인 자세보다 더욱 꼿꼿한 자세를 유지하려고 허리를 과도하게 앞으로 내밀게 되는데, 이때 허리뼈만 곡선 형태가 무너지는 것만 아니라 연결된 흉추와 경추도 일정한 각도를 잃고 똑바로 퍼지게 된다.

그러면 1차적으로 심한 충격을 완충시키지 못하고 그대로 받을 수 있어 만성적인 요통, 신경통, 두통, 현기증, 생리불순 등이 나타날 수도 있다. 오랫동안 활동하고 있는 모델들이 알게 모르게 이러한 통증에 시달리고 있다.

또한 이러한 변형이 오래도록 유지되면 근육도 그에 맞춰 좌우 균형이 깨져 한쪽은 짧고 다른 쪽은 길게 되어 계속해서 수축되어 있는 쪽의 근육에는 혈액순환이 제대로 되지 않아 만성적인 근육통, 피로감을 느낄 수 있다. 따라서 올바른 자세를 유지하고, 워킹을 시작하기 전이나 후에 적절한 스트레칭 등으로 근육과 뼈를 이완시켜 줄 필요가 있다.

다음은 운동과 관련 인체 활동을 알아보자.

식사를 하게 되면 여러 가지 영양 성분이 체내로 흡수된다. 탄수화물, 지방, 단백질과 기타 우리 몸에 필요한 무기질 등이다. 이들은 각각 체내에서 에너지를 만들고 신진대사를 원활하게 만들어 주는 보조 역할을 하기도 하고, 뼈나 근육 등 기타 우리 몸을 구성하는 기관들을 만들거나 복구하고, 또 외부에서 들어오는 각종 병균에 대항하는 면역 성분을 만들어내는 역할을 한다. 따라서 어느 하나라도 부족한 식습관이나 편식은 그러한 기능에 영향을 미치므로 음식은 골고루 섭취하여야 한다.

이러한 영양분들은 소화기관을 통해 체내로 흡수되어 각기 다른 역할과 구성에 필요한 에너지와 성분을 제공하고, 잉여의 영양분은 간이나 근육에 저장되거나 지방의 형태로 변하여 몸에 축적된다. 우리가 힘들게 없애려고 하는 지방 역시 세포를 구성하는 물질로, 피부를 만들어 신체가 직접적으로 외부와 접촉하지 못하도록 방어하고, 또 체온을 유지하는 역할도 하며, 장시간의 움직임을 유지하는 에너지원이 되기도 한다.

영양분은 포도당의 형태로 혈액과 함께 흐르며 필요한 곳에 에너지원으로 제공된다. 신체가 움직이는 것은 근육의 수축으로 뼈대가 움직이는 것인데, 이때 당이 근수축의 에너지원으로 사용된다. 짧은 시간에 힘찬 움직임이나 빠른 움직임을 위해서는 혈당이 제공되지만, 장시간 지속적으로 반복되는 움직임은 지방에서 얻는다. 지방은 분해되어 근육에 에너지를 제공하므로 지속적인 호흡으로 산소를 공급 받고, 지방층이 남아 있는 한 운동은 계속될 수 있다.

복잡한 대사 과정이 수반되지만 간단하게 보면 다음와 같다.

움직임이 단시간에 강하게 이루어지느냐, 장시간 지속적으로 반복되느냐에 따른 에너지원의 제공은 우리가 어떻게 운동을 해야 하나를 생각하게 한다. 물론 이것은 여러 가지 운동 형태에 따라 조금씩 차이가 있으나, 단시간 고강도의 운동과 장시간 저강도 운동으로 대별할 수 있다. 전자는 산소의 공급 없이 에너지원이 공급되는 무산소 대사에 따른 '무산소 운동'이라 하고, 후자는 산소로 인해 지방이 연료로 제공되는 유산소 대사에 따른 '유산소 운동'이라 한다.

평상시 인체는 1분에 약 5ℓ의 혈액이 순환하는데, 이때는 크게 움직일 필요가 없으므로 내장에 혈액이 많이 가고 근육엔 약 20%, 1ℓ 정도만이 공급된다.

그러나 조깅과 같은 강도의 운동을 하면 움직임을 위해 근육에 많은 에너지가 필요하게 되어 1분에 30~25ℓ의 혈액 순환이 이루어지고 약 84%, 21ℓ 정도의 혈액이 근육에 집중적으로 몰리게 된다.

따라서 많은 양의 지방이 소모되고 군살이 빠지며 체중이 줄기 시작한다. 또한 뼈에도 0.2~0.4%의 혈액이 흐르는데, 이것은 평상시보다 5배 이상으로 뼈의 조직도 더욱 단단해지고, 뼈에서 만들어지는 면역 세포도 증가되어 웬만한 감기나 유행병에도 걸리지 않는 건강한 사람이 되는 것이다.

요컨대 하루 30분 이상 지속적인 운동을 통해 혈액 순환이 많아지고 빨라져서 얻을 수 있는 운동의 효과를 정리해 보면 다음과 같다.

1) 심장과 혈관은 운동부하를 견디는 내구성이 강해지고 기능이 향상되고, 혈관내 노폐물이 제거되어 전체적인 심혈 관계 기능 향상과 고혈압, 심장마비, 관상동맥경화증, 심혈관 파열 등의 질환을 예방할 수 있으며
2) 뼈의 밀도가 높아져 단단해지고
3) 뼈에서 만들어지는 면역 세포 생산 증가로 면역력이 높아지며
4) 기타 나이가 들어감에 따라 나타나는 기능 저하를 예방 혹은 연기시킬 수 있고
5) 스트레스에 대항하는 호르몬인 엔돌핀 분비로 인해 심리적인 안정감을 갖을 수 있으며

6) 지방질을 제거하여 탄력적이고 건강한 바디라인을 갖게 되어 신체적 매력을 발산할 수 있고
7) 체력 향상으로 보다 자신의 관심거리나 업무에 지속적으로 집중할 수 있게 된다.

그런데 이때 문제가 되는 것은 영양 섭취가 과하거나 운동량이 부족해져 점차 쌓여 가는 잉여의 영양분들이다.
두 가지 측면에서 문제점을 살펴보자.

우리 몸에 에너지원인 포도당, 혹은 혈당은 혈액에 녹아들어 흐르며 움직임이 일어나는 곳에 에너지를 공급한다. 보통 일반적인 경우 혈당치는 65~120mg이지만 식사 후엔 상승하고 시간이 지나면 다시 떨어진다. 이때 혈당을 필요한 곳에 운반하는 호르몬이 인슐린이다.

그런데 신체 움직임이 장기적으로 둔화되면 에너지를 쓸 필요가 없으니 혈액은 포도당 과잉 상태가 되어 혈당치가 높아지고, 급기야 세포에 인슐린에 대한 저항까지 생겨 에너지 공급에 문제가 생겨 혈당이 정상치로 떨어지지 않게 된다. 혈액은 점차 끈적끈적한 상태가 되어, 가는 모세혈관 부위에서는 쉽게 통과하지 못하고 혈관을 막히게 만들어 결국 혈관을 터트리게 되는 것이다.

그보다 먼저 혈당이 과다하게 많아지면 우리의 몸은 적당한 혈당치를 유지하기 위해 소변에 섞어 몸 밖으로 당을 배출하는데, 이때 소변을 보면 지린내가 심하고 거품이 오래도록 없어지지 않게 된다. 이것이 말 그대로 소변에 당이 섞여 있는 당뇨병이다.

즉, 신체 활동이 적어지면 에너지 공급 과잉 상태가 되어 당뇨병에 이르고, 이때 혈액을 계속 맑게 유지하기 위해 신장이 더욱 많은 일을 하게 된다. 과도한 활동으로 약해진 신장은 여과 작용 능력이 저하되어 혈관은

점차 막히게 되고, 시력 손상, 신장 기능 저하, 피로 등 많은 부작용을 초래한다.

또한 잉여의 영양분은 간이나 근육에 저장되거나 지방으로 저장되는데, 이때도 마찬가지로 혈액 내에 지방이 타고 흐르다 점차 혈관 벽에 들러붙어 혈액 순환을 방해하여 심장에도 무리를 주게 된다. 심장은 지방축적 부위에도 혈액을 순환시키고, 늘어난 지방 무게만큼 에너지 공급을 늘리기 위해 보다 센 압력으로 보다 많이 움직여 혈액 순환을 하려다 보니 과부하가 걸리게 되어 빠르게 노화 상태를 가져 온다.

그러므로 적당한 운동을 생활의 한 부분으로 투자하지 않으면 신체 모든 기능이 저하되고, 축적된 지방과 자신 없는 외모로 인하여 심리적으로도 위축되어 활기를 잃어 가게 되는 것이다.

모델은, 말 그대로 보는 사람으로 하여금 여러 가지 면에서, 특히 신체적인 매력에 있어서도 모델링될 수 있는 존재가 되어야 한다. 운동을 통해서 타인에게 모델링될 수 있는 존재로 자신을 보다 향상시켜 나가길 바란다.

다양한 운동 종류
자신에게 맞는 운동을 어떻게 선택해야 하나?

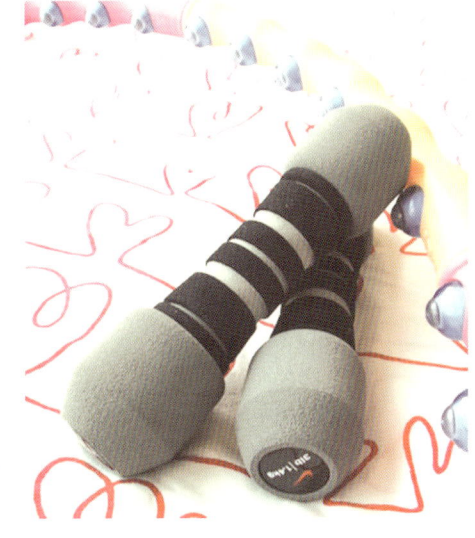

운동의 필요성을 느껴 헬스클럽을 다니거나, 운동 기구를 구입하고 음식 조절을 하는 사람이 많아지는 것은 매우 바람직한 현상이다.

그러나 지속적으로 이러한 노력을 계속하는 사람은 여전히 얼마 되지 않는다. 수십만 원을 들여 산 런닝머신, 다리를 예쁘게 만든다는 기구들, 하다못해 줄넘기나 훌라후프마저도 3일이 지나고 한 달이 지나고 세 달이 지나면 고스란히 집 한쪽 구석을 차지하며 뽀얀 먼지만 쌓여 있다. 3개월 끊으면 할인해 준다는 말에 굳은 결심으로 구입한 헬스클럽 이용권 역시 어느새 서랍 한구석에 자리 잡고, 매스컴에서 효과가 좋다는 다이어트법을 하기 위해 사놓은 음식들도 쓸쓸히 실패의 추억으로 사라지고 만다.

무엇이 문제인가?
과연 그러한 것들이 효과가 없는 것일까?

문제는 다른 것들에 있는 것이 아니라 자기 자신에게 있다는 것을 인식해야 한다. 끈기가 없다는 둥, 인내심이 부족하다는 둥의 얘기가 아니다. 자신에게 맞는 운동의 선택과 올바른 운동 방법을 위한 지식의 부족을 말하는 것이다.

과연 타인에게 좋은 운동이 자신에게도 좋은 운동일까?

이제 아무런 판단의 기준 없이 아무거나 효과가 좋다고 따라가지 말자!

운동 방법과 대표적인 운동 종류들을 살펴봄으로서 자신에게 맞는 운동, 그리고 타인에게 권유할 수 있는 판단의 기준을 바로 세우기로 하자.

운동의 선택과 효과적인 운동 방법

몸상태 체크, 목표 설정

자신에게 맞는 운동을 선택하기 위해서는 자신의 몸 상태를 제대로 알고 적절한 목표를 세워야 한다.

평소 운동을 전혀 하지 않았거나 병을 앓고 있는데도 남들이 좋다고 하여 무조건 따라하다가는 건강해지기는커녕 오히려 몸을 피로하게만 할 뿐이며, 무리를 함으로 심각한 상태를 야기할 수 있다.

일반인을 대상으로 한 단축 마라톤대회에서 심장마비로 사망하는 경우가 바로 그렇다. 자신이 어떤 상태인지도 모르면서, 그리고 평소 운동량이 적은데도 무리하게 뛰어 생긴 부작용이다.

일단 유연성을 기른다든지, 근력을 기른다든지, 살을 뺀다든지 하는 목표를 세우면 그 목표를 달성할 수 있는 스트레칭, 요가, 웨이트 트레이닝, 조깅 등 적당한 운동 종목을 선택할 수 있다.

운동의 시기

보통 아침에 운동하는 것이 좋다고 하나 꼭 아침에 운동할 필요는 없다. 아침잠이 많아 쉽게 일어나지 못하는 사람, 아침에 바쁜 사람은 오후나 저녁에 해도 상관없다. 오히려 아침엔 몸이 뻣뻣한 상태이니 몸을 풀어주는 데 시간이 많이 걸릴 수도 있다.

반면, 저녁 운동은 취침 전 적어도 3~4시간 전에 하는 것이 알맞다. 잠자기 전에 운동을 하면 몸이 각성 상태가 되어 깊은 잠을 자기 힘들고, 너무 피로해도 쉽게 잠들기 어렵기 때문이다. 또 아침에 했다가 저녁에 했다가 시간이 나는 대로 하는 것보다 꾸준히 아침이면 아침, 저녁이면 저녁 시간에 지속적으로 하는 것이 더욱 효과적이다.

운동의 횟수

하루 한 번, 매일 하는 것이 가장 효과적이다.

처음 운동을 시작했다고 하루에도 두세 번씩 하는 운동은 피로를 가중시킬 뿐이다. 운동도 인체에 주는 스트레스이고, 이러한 스트레스에 내구성을 지니게 하는 게 목표이니 무리한 운동은 건강에 부정적인 효과를 줄 수 있다.

우리 몸은 어떠한 활동에 적응하기 위해 최소한 1달 정도가 걸린다. 그 기간 동안 운동에 적합한 근육과 골격의 기능이 향상하고 신진대사 활동이 원활하게 이루어지기 시작한다. 즉, 몸이 운동에 적응하는 기간이라 보면 된다.

매일 하는 것이 힘들다면 최소한 1주일에 3회 이상 실시한다. 연령에 따라 다르지만, 그래도 너무 무리하지 않게 강도를 조절한다면 매일, 혹은 1주일에 3회 이상 하는 것이 가장 이상적이다.

주말에 한 번 등산가는 걸 운동이라 생각하고 평소에는 아무것도 하지 않는 것은 오히려 피로를 유발하게 된다. 물론 맑은 공기를 마시고 땀을 내는 등산이 건강에 도움은 되나 1주일에 한 번하는 운동에 신체가 적응하지 못한다. 그러므로 평소에 자주 걷거나 하체를 강화하는 운동으로 미리미리 몸을 대비시켜 놔야 한다.

강도와 시간

처음부터 무리하지 않는 것이 중요하다. 헬스클럽에 가면 남들이 무거운 것을 들고 운동하는 걸 보고 따라하다가는 관절에 무리가 가기 마련이다. 들어 봐서 적당히 무거운 걸로 정확한 폼을 지도 받아 실시한다. 조깅이나 달리기도 마찬가지로, 처음에는 느린 속도로 걷는 것부터 시작하여 몸을 적응시켜야 한다. 그러면서 조금씩 속도를 늘려 간다.

운동의 종류

심폐·전신 지구력을 향상시키는 대표적인 운동으로 걷기, 조깅, 에어로빅, 수영 등을 들 수 있다.

　걷기의 장점으로는 운동 강도가 적지만 그만큼 인체에 무리를 주지 않는다는 점이다. 달릴 때는 무릎에 가해지는 무게가 자기 몸무게의 2.5~3배 정도이고, 허리에도 무게가 가해져 올바른 자세와 운동화 등을 갖추지 않으면 관절이나 요추에 손상을 줄 수 있는 반면 걷기는 그러한 단점이 없다.

　단, 30분 이상 땀이 날 정도로 실시해야 효과적이며, 빠르게 걷기와 천천히 걷기를 반복하여 지루함을 없앨 수 있다. 골프로도 충분한 운동 효과를 얻을 수 있는 것은 필드를 장시간 걸어다님으로써 생기는 것이다.

조깅은 가장 대표적인 지구력 향상 운동법이다. 앞서 언급한 단점도 있는 반면, 아주 낮은 강도의 걷기 운동부터 시작하여 점차 강도를 높여 간다면 체력적으로 모든 운동을 할 수 있는 기반을 다질 수 있는 것이다. 다만 무리한 조깅은 심장마비나 관절염, 족저근막염 등 심혈 관계나 하지 질환을 유발할 수도 있으니 적당한 속도로 걷거나 달려 심장을 천천히 자극시킨 후 실시하고, 끝난 후에도 마무리 운동으로 근피로를 감소시킨다면 지구력 향상과 체지방 감소에 매우 효과적일 것이다.

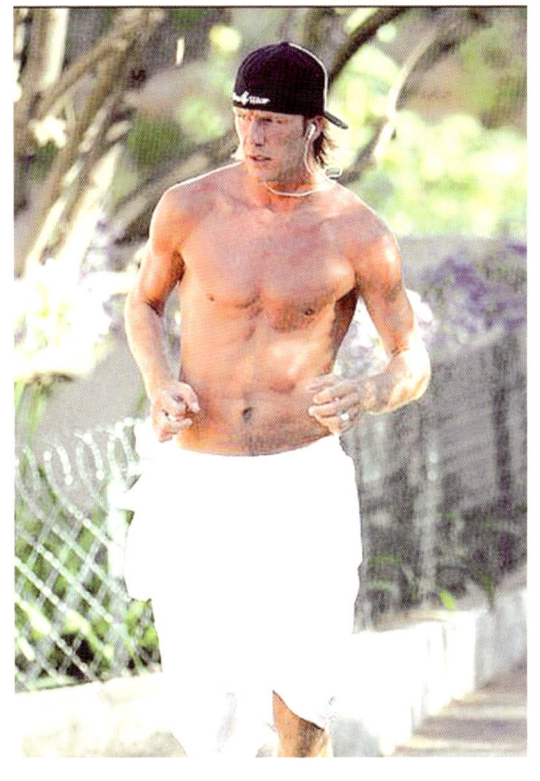

건강에 대한 관심이 높아지면서 많은 사람들이 조깅을 선호하고 있다. 그러나 자신에게 맞는 코스와 적절한 시간과 강도를 먼저 생각하는 것이 중요하다.

에어로빅은 비행기 조종사들이 고공비행시 산소 부족으로 정신을 잃는 것을 예방하기 위해 개발되었다. 역시 심폐 기능을 향상시키는 데 효과적이나, 기본적인 테크닉의 연마 없이 처음부터 무리한 동작을 한다면 근육통과 인대나 다리뼈, 골반에 통증을 야기할 수 있다.

수영도 역시 지구력 향상과 비교적 근육을 무리없이 움직여 유연성을 더해 주는 데 효과적이다. 그러나 수영을 통해 체지방 감소의 효과를 보려는 것은 다소 무리가 있다. 신체 활동이 늘면 다이어트에 도움이 되긴 하나, 수영을 하면 물에서 체온 유지를 위해 피하지방층이 줄어들지 않기 때문에 생각 이상으로 체지방이 감소되지 않는다.

근육 강화 운동 - 웨이트 트레이닝

운동은 근육을 통해 이루어짐은 누차 얘기한 바 있다. 그래서 운동을 실질적으로 주도하는 근육의 부피를 증가시키는 것이 바로 웨이트 트레이닝이다.

일반적으로 웨이트 트레이닝은 근육의 크기를 늘려 근육의 힘과 지구력을 높임으로 스태미너 향상, 체력 강화, 노화 방지 등의 효과를 얻을 수 있다. 이를 통해 살을 뺀다고 얘기하는 것은, 근육이 늘어나면 그만큼 근육에 혈액 순환이 증가되고 대사 활동이 증가하는 결과로 에너지 소모량이 증가하여 체중이 감소한다는 것이다.

근력을 기르기 위해서는 무거운 무게로 반복 횟수를 적게 하고, 체력과 지구력을 기르기 위해서는 가벼운 무게로 반복 횟수를 증가시키는 것이 중요하다. 근력을 향상시키는 방법을 선택하면 근육의 부피가 커지고, 지구력을 향상시키는 방법으로는 근육의 크기는 크게 증가하지 않으나 근육의 결이 세밀해지는 효과가 있으므로 모델로서 웨이트 트레이닝을 한다면 후자의 방법이 적당하겠다.

구체적으로 근력을 기르기 위해서는 무거운 무게로 6~8회 반복하여 실시하고, 지구력을 기르기 위해서는 16~20회 이상 실시하는 것이 알맞고, 세트 수는 한 부위 당 2~4세트가 적당하다. 가슴, 등, 대퇴근 등 큰 근육에서부터 팔이나 종아리, 복근 등 작은 근육의 순서대로 실시한다.

주의할 점은 무겁게 많이 한다고 효과를 보는 것이 아니라는 것이다. 보통 정확한 자세와 동작은 소홀히 하고 무게와 횟수 늘리는 데에만 신경을 쓰는데, 항상 바른 자세를 유지한 상태로 실시해야만 같은 무게라도 보다 쉽게 다룰 수 있으며 근육에 미치는 효과도 크다.

반드시 자신의 체력에 맞는 무게와 횟수로 실시하도록 하자. 그리고 운동 전후 충분한 스트레칭으로 부상과 근피로를 방지하고 근육의 신축성이 감소하는 것을 예방해야 보다 탄력 있는 몸매를 갖을 수 있다.

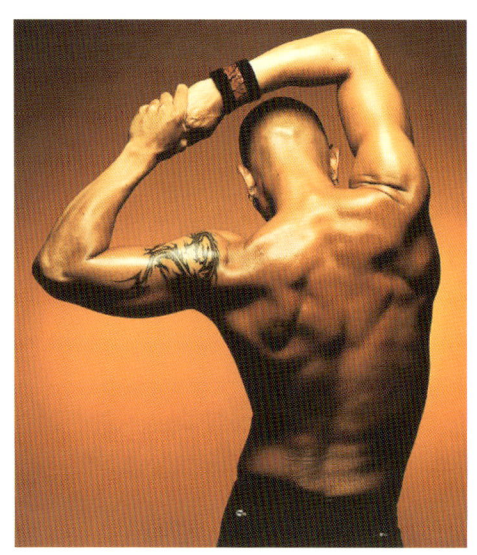

누구나 멋진 근육과 몸매 갖기를 열망한다. 그러나 자신의 체격에 맞는 몸매를 가꾸는 것이 중요하다. 특히 남성 모델의 경우엔 더욱 그러하다.

이완 운동법 – 요가, 기공체조, 필라테스, 코어

최근 요가나 기공체조, 코어 등이 최신 운동법으로 각광을 받고 있다. 요가나 기공체조는 원래 심신수련을 위한 수련법이지만 무리하지 않고 근육과 골격, 인대, 힘줄 등의 과도한 긴장을 풀고 교정하는 동작들로 효과적이기 때문에 더욱 유행을 타고 있는 듯하다.

사람의 몸은 긴장이나 수축, 흥분을 일으키는 교감신경이 있는 반면 이완, 신장 등을 관장하는 부교감신경이 균형을 이루고 있다. 그런데 지속적으로 스트레스를 받는 생활로 인해 그 균형이 깨지면, 인체는 언제나 과각성 상태에 머물러 있게 되어 몸이 필요로 하는 것보다 더 많은 에너지를 사용해 늘 피로하고 긴장하게 되어 건강을 해치게 된다.

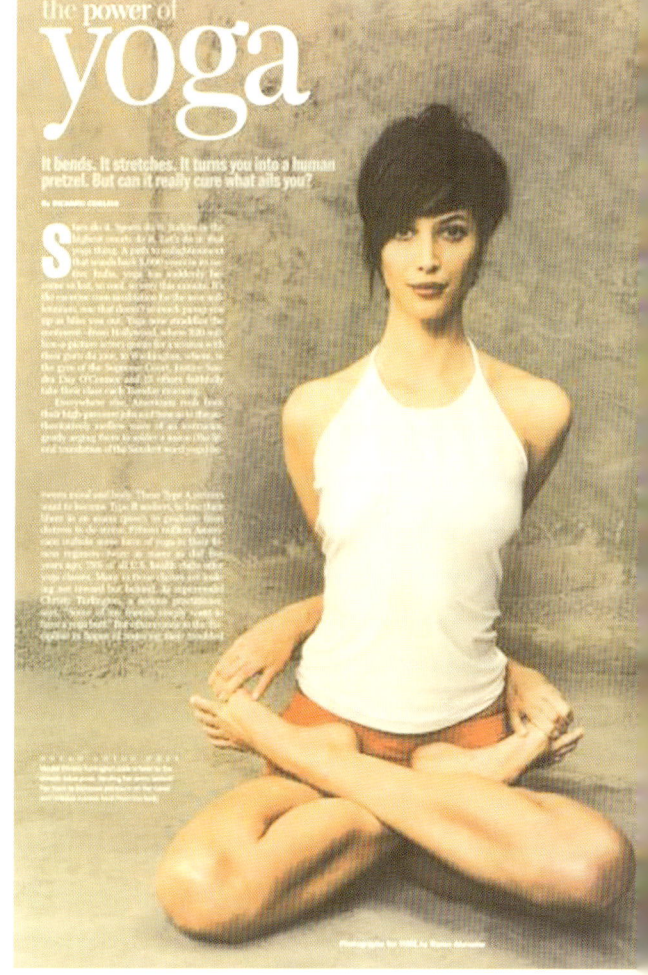

요가나 기공체조는 근육과 골격, 인대, 힘줄 등을 이완시켜 부교감 신경의 기능을 높여주어, 자율신경계의 균형을 유지시켜 준다. 여러 가지 동작들을 통해 인체가 고루 이완되어 몸이 바르게 되고 다이어트에도 효과적이다.

요가나 기공체조를 통해 살이 빠진다는 것은, 심리적인 안정감과 자제력 등의 향상으로 음식에 대한 절제력이 생겨 다이어트를 꾸준히 할 수 있는 토대가 마련되는 것이라 볼 수 있다.

필라테스나 코어는 요가의 이완법으로는 부

족한 근력의 향상을 부가하여 개발된 운동법으로, 이 역시 체형 교정과 몸매 관리의 효과가 있다.

  그러나 이들 운동법 또한 모두 자신의 유연성이나 체력 수준에 맞춰 점차 정확한 동작을 하도록 해야 한다. 과도한 진전, 예를 들면 등허리를 과도하게 뒤로 꺾는다든지, 사지의 관절을 비트는 동작은 초보자에게는 무리한 동작으로 꾸준한 수련을 통하지 않고서는 불가능하다. 억지로 무리한 동작을 하는 것은 디스크 탈출증이나 인대가 늘어나는 등의 부작용을 초래할 수 있으니 주의해야 한다.

신체 측정법
자신을 알아야 한다

이제 자신에게 맞는 운동을 선택했다면 자신의 신체 상태가 어떠한지 살펴볼 차례다. 다음의 계산법으로 자신의 현재 상태가 어떤지 객관적으로 알아보자.

체질량 지수(BMI) 계산

체중(kg)/신장(m)^2

그 값이 20~25: 정상, 25~30: 과체중, 30 이상: 비만

예) 65kg/ 1.8m^2=20.06(정상)

보통 여자 모델의 경우 대부분 저체중으로 나온다. 그렇다고 안심하지 말고 자신의 체지방을 줄이는 데 힘써야 할 것이다. 남자의 경우는 반대로 과체중으로 나올 수 있는데, 근육의 양이 많아 그러니 정상으로 봐도 무방하다.

표준 체중 계산법

165cm 이상: 키-110=정상 체중

> 예) 180−110=70(정상 체중)
>
> **운동 강도 측정(심박수)**
>
> 220−연령=최대 심박수
>
> 예) 220−25=195(최대 심박수)

    살을 빼기 위한 유산소 운동은 30분을 기준으로 최대 심박수의 50%의 강도로 실시한다. 즉, 30분을 뛰거나 수영을 마친 후에 심박수가 100 이상을 넘지 않도록 한다. 이것은 체지방 연소가 매우 많아 다이어트에 효과적이다. 심박수는 손목관절 위에 세 손가락을 놓고 10초나 15초 동안 몇 회 박동하나 측정하고 6이나 4를 곱하면 1분간 자신의 심박수를 알 수 있다.

    평균 심박수는 최대한 안정 상태에서 측정하고, 운동 후 심박수는 운동을 끝내고 바로 측정한다. 보통 70~80회가 평균적인 심박수인데, 운동을 지속적으로 실시하면 안정시 심박수는 평균 이하로 떨어진다. 이것은 심장이 적은 펌핑으로도 많은 양의 혈액을 온몸으로 순환시킬 수 있는 능력이 생긴 것으로, 그만큼 심혈 관계가 튼튼해졌다고 보면 된다. 일반적으로 60회 이하로 떨어지는 경우도 있으나 운동을 꾸준히 하면 60~70회 정도가 된다.

날씬한 몸매를 위한 비법

누구나 건강하고 아름다운 몸매를 가질 수 있다. 그러나 우리는 언제나 꿈꾸던 몸매, 또는 이전의 아름다운 몸매로 돌아가는 데 도움이 될 비법을 얼마나 알고 있는가? 여기서 그 비법을 몇 가지 알아보도록 하자.

세상에는 자신의 외모 덕에 엄청난 돈을 버는 남자들 그리고 여자들이 있다. 그들의 트레이너들, 매니저들 그리고 스타 자신들 사이에서만 통하는 '완벽한 외모를 위한 놀라운 비밀'이 있는 것은 어쩌면 당연한 일이다. 그것이 바로 체중 조절과 관련된 최첨단의 비법이다.

이제부터라도 이것으로 자신의 생활 방식을 바꾼다면(물론 아주 서서히 이루어져야 한다) 당신도 틀림없이 변신할 수 있다. 마침내 몸매, 건강, 그리고 인생 자체까지도 보다 잘 다룰 수 있게 될 것이다.

무엇을 먹을 것인가

매운 음식

과학자들의 연구에 따르면 칠리, 후추, 살사, 겨자 그리고 생강 같은 향신료가 실제로 신진대사율을 높이고, 그 결과 칼로리를 더 빨리 소비하게 된다고 한다. 자극성이 없는 음식물보다 최대 45%나 더 빨리 신진대사가 이루어진다는 것이다. 왜냐하면 몸이 열을 생산하게 해서 칼로리를 연소시키게 만들기 때문이란다.

얼음물

누구나 같고 싶어서 안달하는 완벽한 몸매를 가진 여성들한테 물어보면 대개는 물을 많이 마신다는 답변을 한다. 맞는 말이다. 하지만 절반만 맞는 말이다.

역시 물을 많이 마시지만 '그저 그런 몸매'를 가진 사람과의 중요한 차이점은 바로 물에 넣어 먹는 '얼음'이다. 얼음물을 마시면 체온이 떨어지는 것을 방지하기 위해서 몸의 신진대사가 촉진된다.

예를 들어 하루에 228g의 얼음물을 마시면 우리 몸은 추가로 200칼로리를 소비하게 되는 것이다.

하루 종일 지속적으로 물을 마시자. 목이 마르기 전에 마시라는 것이다. 정말 목이 마른 느낌이 들 때쯤이면 몸의 수분이 이미 말라가고 있는 상태가 된 것이다.

'허기가 지는 것이 배가 고픈 모양이군!' 생각이 들지만 사실은 목이 마른 경우가 종종 있다. 많은 양의 물을 먹기가 힘들다면(일반적으로 어느 정도 이상의 물은 거북하기 마련이다) 레몬이나 라임을 약간 넣어 맛을 내어 마셔 보도록 한다. 포만감을 줄 뿐 아니라 신장과 간이 제 역할을 하도록 도움을 준다.

물을 많이 먹으면 몸이 붓는다는 어리석은 속설은 이제 잊어버리도록! 오히려 몸의 부종은 물을 충분히 먹지 않아서 생기는 경우가 많다.

씨앗들

날씬함을 유지하면서 영양분을 제대로 흡수하기 위해서는 사과, 배 등 씨가 들어 있는 과일과 채소뿐 아니라 호두나 참깨, 해바라기씨 등의 씨 자체도 많이 먹어야 한다.

씨앗들은 섬유소가 풍부해서 음식을 몸에서 빨리 움직이게 해줄 뿐 아니라(당연히 변비 역시 해결된다) 부담 없이 가지고 다니면서 먹기에도 딱 좋다.

살사 소스

어떤 음식이든 살사 소스를 넣으면 지방이 거의 들어 있지 않으면서도 맛을 살려 준다. 살사 소스에 야채를 찍어 먹고, 스크램블 에그에 한 수저 얹어 먹고, 샐러드에도 넣는다.

올리브 오일

스프레이 통에 넣어서 샐러드, 야채 그리고 심지어 팝콘에도 뿌려 먹는다. 느끼해서 먹기 힘들다면 마늘과 바질 또는 마른 통고추를 함께 넣어서 먹으면 훨씬 나을 것이다.

허브의 비밀

영양 보조제, 차 그리고 음식의 형태로 먹어 주면 체중 감량에 도움이 되는 허브들이 있다.

알팔파 소화를 돕고 이뇨제 역할을 한다.

우엉 지방 대사를 향상시키고 이뇨 작용을 한다.

고추 순환과 소화를 돕고 열을 내게 하는 효과가 있다. '일본에서 고추장 다이어트가 유행한다' 는 말은 허무맹랑한 이야기가 아니다.

계피 열을 내게 해서 칼로리를 연소하게 만든다.

민들레 뿌리 간에 영향을 줘서 지방 대사를 돕는다.

녹차 지방 대사를 돕고 에너지를 증가시킨다.

파슬리 이뇨를 도울 뿐 아니라 영양이 풍부하다.

콩 예찬론

콩에는 유산기로 인한 피래를 막아 주는 강력한 노화 방지제가 들어 있다. 기본적으로 우리가 얼마나 빨리 늙느냐 하는 것은 여기에 달렸다. 동물 단백질과는 달리, 콩 속의 단백질은 당신의 세포를 늙게 만드는 엄청난 피해를 방생시키지 않는다.

또 콩은 심장 질환과 당뇨병을 예방하며, 유방암의 발생 비율과 혈액 속의 콜레스테롤까지 낮춰 준다고 한다.

콩에 대한 과학적인 증거를 설명하려면 끝이 없겠지만, 이 정도는 말해 줄 수 있다. 콩을 많이 먹는 일본 사람들은(미국인보다 무려 30배는 더 먹는다) 다른 나라 사람들보다 훨씬 너 오래 산다.

먹는 방법 개선하기

아침을 꼭 먹어야 하는 이유

―일을 더 잘 할 수 있다

아침을 먹는 여성은 그렇지 않은 여성보다 더 빠르고 정확하게 일을 처리한다. 또, 아침을 먹는 사람들은 먹지 않는 사람들보다 창의성이 뛰어

나다.

─몸매를 유지시켜 준다

아침을 먹는 사람들은 건너뛰는 사람들보다 대체로 날씬하다. 그들은 쉬는 시간에 차를 마시면서 떡볶이나 과자 등에 손을 대지 않기 때문이다.

─많은 건강상의 이익을 보게 된다

저지방 우유를 곁들인 시리얼과 과일은 기껏해야 200칼로리를 넘지 않으면서도 비타민 흡수를 촉진시킨다.

분위기를 먹자

─상차림을 아름답게

식사할 장소를 정해 놓고 정해진 장소에서만 먹고 다른 곳에서는 먹지 않는다. 또 가능하면 편안한 음악, 꽃, 예쁜 그릇 등으로 분위기를 살려 본다. 다이어트를 하면서 줄곧 맛없는 야채를 먹으면 슬프거나 비참한 기분이 들 수 있기 때문이다.

─식사하면서 빠른 음악을 듣는 것은 금물

왜 패밀리 레스토랑에 가면 정신 사나운 음악을 틀어 놓는지 생각해 본 적이 있는지? 조용한 음악을 들을 때보다 먹는 양이 늘어나고, 또 빨리 먹기 때문에 금방 다른 손님을 받을 수 있어서이다.

─식사할 때 발가락이 근질근질해지는 음악을 들어서는 안 된다.

한 연구에 따르면 록 음악을 들을 때는 1분에 10스푼을 먹지만 클래식 음악을 들을 때는 3스푼을 먹는다고 한다. 느긋하게 식사를 하는 사람들은 빨리 먹는 사람들보다 포만감을 더 느끼게 되고, 당연히 보다 만족하게 되는 것이다.

―TV도 금물

식사를 온전히 즐기려면 모든 신경을 식사하는 데만 써야 한다. TV를 꺼라. 그리고 책도 치워라.

―씹으면서 긴장을 없앤다

천천히 씹으면서 안면 근육을 풀고, 씹고 싶은 욕구를 만족시킨다. 뇌가 배가 부르다는 연락을 받는 데는 적어도 15분은 걸린다.

씹는 맛이 있으면서도 칼로리는 적은 것들(양상추 등)을 푸짐하게 상에 올리는 것도 한 가지 방법이다.

―작은 그릇에 음식을 담는다

작은 접시에 음식을 담아서 먹으면 눈을 속일 수가 있다. 뇌로 하여금 한 접시 가득 음식을 먹는다고 착각하게 만들면 성공이다.

―칼로리 대신 맛과 향을 높인다.

식초는 칼로리를 너하시 않고도 맛과 향을 풍부하게 해순다. 식초 한 큰술로 당신이 좋아하는 드레싱의 양과 맛을 늘리면서도 칼로리는 늘지 않게 할 수 있다.

혈액형과 다이어트의 오묘한 관계

다이어트와 혈액형! 조금 생소하게 들리는 사람도 있을 것이다. 그러나 혈액형에 따라 사람의 성격과 체질이 다르다는 것은 이미 알려진 사실이다. 다이어트도 혈액형에 따라 적절한 방법으로 시도하면 더욱 효과적이다.

혈액형을 알면 늘씬한 내 몸매가 보인다!

O형

서양인들에게 가장 오래되고 흔한 혈액형으로 일명 '사냥꾼의 피'라고도 불린다. 그만큼 신진대사가 빠르고 강도 높은 운동이 적성에 맞다. 이런 사람들에게는 산화 속도가 느린 편인 붉은 고기가 좋다. 굶거나 야채만 먹는 것보다는 육식을 하는 것이 오히려 공복감을 줄여 체중 증가를 막아준다.

A형과 AB형

두 혈액형은 인류의 출현 역사상 비교적 늦게 나타난 편인데, 곡류를 바탕으로 한 초식이 맞는 체질이다. 일단 이 혈액형을 가진 사람은 뚱뚱해질 가능성이 비교적 높은 편이다. 산화 속도가 느린 사람은 인슐린 분비 증가로 자주 먹게 되고, 산화 속도가 빠른 사람은 빠른 사람대로 소화가 너무 빨리 되는 탓에 체중이 늘어나니까 항상 속을 든든히 하도록 신경을 써야 한다. 예를 들면 식사 전에 요구르트나 인절미로 준비 운동을 해두면 과식을 막을 수 있다.

B형

역시 육식이 잘 맞지만 붉은 고기보다는 지방이 적은 생선이나 닭고기가 더 잘 맞는다. 이 혈액형을 가진 사람은 신진대사가 느려 장수할 가능성이 높다. 그러나 동물성 지방을 많이 먹게 되면 지방을 모두 산화시킬 수 없기 때문에 잉여 지방이 피하에 축적되므로 채소류나 지방이 적은 육류를 먹도록 한다.

**특별한 행사가 며칠 남지 않았는데 내 몸은 그대로요, 시간은 자꾸 흘러간다.
차라리 짧고 강한 게 낫지, 길고 지루한 다이어트는 생각만 해도 끔찍하다!**

이런 사람들을 위해 몇 가지 짧은 시일내에 2~3kg 여분의 살을 없앨 수 있는 방법을 알아보도록 하자. 단, 몸에 무리가 갈 수 있으니까 오래 계속해서는 안 되며, 비상시의 대책으로만 써야 한다.

클렌징 다이어트

이틀 동안 야채 다이어트를 한다. 토마토 주스와 포도 주스를 아침 식사로 먹고 점심과 저녁도 계속 야채만 먹는다.

수박 다이어트

이틀 동안 아침이나 점심에 수박 몇 조각을 많은 양의 물과 함께 먹고 저녁은 칼로리가 낮으면서도 영양이 풍부한 것으로 먹으면 된다. 보고된 바에 따르면 앤 마가렛은 2주 동안 이 다이어트를 해서 무려 9kg이나 뺐다고 한다. 하지만 건강을 생각해 2~3일 이상은 하지 말자.

SOS 긴급 조치

시간은 급한데 화장이 많이 지워져 있을 때

급할 때는 화장을 지우지 말고 이미 한 화장에 기술적으로 덧칠해야 한다. 먼저 컨실러를 드문드문 찍어 피부톤을 매만지고 면봉으로 흐트러진 아이섀도를 부드럽게 펴 준다. 눈썹 뼈 부분에 흰색이나 아이보리 터치를 한 다음(눈빛이 생기 있게 보이도록) 칫솔이나 속눈썹용 브러시로 속눈썹을 한 번 빗어 준 뒤에 마스카라를 덧칠한다.

눈썹도 빗어 준 다음 소프트 펜슬로 라인을 정리하고 턱, 볼, 콧날 등 얼굴 윤곽선에는 가볍게 브론징 파우더를 해준다. 입술은 립스틱을 덧발라주고 립라이너를 한 다음 파우더로 눌러 주고, 아이라인은 약간 어두운 색으로 다시 그려 준다(글로는 매우 복잡해 보이지만 익숙해지면 5분도 채 걸리지 않을 것이다).

머리 감을 틈이 없을 때

파우더나 녹말을 뿌리고 머리끝까지 빗어 내린다. 지저분한 비듬이 깜쪽같이 사라질 것이다.

눈이 피곤에 지쳐 있을 때

전통적인 검은색이나 갈색이 아닌 감청색 마스카라를 발라 본다. 파란색 마스카라가 없다면 파란색 아이섀도에 마스카라를 문질러 준 다음 바르면 된다. 짙은 회갈색이나 핑크빛도 눈이 덜 피곤해 보이게 하며, 파란색 또는 흰색 아이라이너를 눈 아랫부분에 칠해 주면 흰자위가 더 맑아 보인다.

신발이 너무 커서 헐떡거릴 때

티슈 등으로 밑창을 만들어 깔아 준다.

귀걸이가 너무 무거울 때

연필 뒤쪽에 있는 지우개를 떼내어 뾰족한 부분에 꽂아 준다. 그러면 귀걸이가 훨씬 안정감 있게 똑바로 매달려 있게 된다.

하루 종일 일해서 발이 아플 때

아몬드 오일을 다리와 발에 몇 방울 떨어뜨린 다음 엄지손가락으로 작은 원을 그리듯 마사지를 한다. 하이힐을 신어서 생기는 굳은 살을 방지하기 위해서는 크기가 작은 사과나 구슬 몇 개로 발 전체를 마사지해 준다.

염색약의 색을 잘못 택했을 때

집에서 염색하는 것이 유행인데, 단점이 하나 있다면 해보기 전까지는 어떤 색이 나올지 알 수 없다는 것이다. 너무 밝게 나왔을 경우에는 마른 머리에 몇 방울의 올리브 오일을 마사지해 준 다음 샤워캡을 쓰고 30분 정도 그대로 둔다. 그 다음 색을 선명하게 해주는 샴푸나 순한 주방 세제로 감아 준다.

허리가 너무 꽉 조일 때

고무줄은 허리 부분에 있는 단추에 걸어 고정시킨 뒤 단춧구멍으로 뺀 다음 남은 부분을 다시 단추에 건다. 그 위에 벨트를 하거나 길게 내려오는 상의를 입어서 이 부분을 가릴 수 있다. 단, 숨을 쉬거나 움직일 때 항상 조심해야 한다.

치맛단이 자꾸 말려 올라갈 때

단의 안쪽에 작은 칼집을 내어 동전을 몇 개 넣어 둔다. 동전의 무게 때문에 치맛단이 얌전해질 것이다.

입술이 텄을 때

바셀린을 발라 입술을 촉촉하게 한다. 거친 부분은 칫솔로 문질러서 없애 준다.

갑자기 큼직한 사마귀가 생겼을 때

비타민A 캡슐 하나를 깨서 레몬 주스와 섞은 다음 사마귀에 바른다.

피부가 붉어졌을 때

코끝이 발개졌다면 약간 어두운 통의 컨실러를 덧바르면 된다. 콧날 양쪽 부분에도 약간 어두운 색의 파운데이션으로 그늘을 만들어 준다. 붉은 기운을 더 가라앉히려면 노란색이 들어간 파운데이션을 바르고 브론징 파우더와 투명한 파우더를 덧발라 준다.

향수를 너무 뿌렸을 때

지나친 향수는 결례일 뿐 아니라 천박해 보이게 한다. 맥박이 뛰는 부분을 따뜻한 비눗물을 적신 수건으로 닦아 냄새를 흐려지게 한다. 그리고 향수는 옷이 아닌 피부에 바르는 것이 기본 에티켓이다.

3장 워킹법

몸풀기

　모델은 날로 세분화되는 현대의 흐름에 따라 공연 예술가 분야의 직업 중 하나로 많은 이들의 선망의 대상이 되어 가고 있다.
　특히 패션 모델은 그 직업의 특성상 남에게 아름다운 모습을 전달해야 하기 때문에 그 종사자들의 연령은 점점 낮아지고 있는 추세다.
　모델이란 직업에도 소위 '직업병' 이라 할 만한 병증을 보여 준다. 워킹 시의 선을 강조하기 위해 모델들은 높은 굽의 하이힐을 신은 채 허리를 앞으로 심하게 내밀고 어깨와 등은 뒤로 많이 제낀 상태에서 동선이 구사되므로, 특히 해당 부위의 골격이나 근육에 매우 부정적인 영향을 미친다.
　인간의 골격, 특히 척추는 측면에서 보았을 때 경추는 약간 앞으로 곡선을 그리고, 흉추는 뒤로, 요추는 다시 앞으로 곡선을 그려서 디스크와 함께 인체에 가해지는 충격을 완화시키는 용수철과 같은 기능을 하고 있다.
　그런데 모델들의 워킹시의 자세를 보면 이러한 자연스런 형태를 벗어나 목에서 등까지 거의 일직선으로 유지되고 허리는 강하게 앞으로 내미는 동작을 취함으로써 해당 부위에 통증을 유발하게 한다.
　또한 전술한 바와 같이 직업상의 특성상 점차 연령대가 낮아지므로 완전히 굳지 않은 10대나 20대의 체형에 많은 문제를 야기하여 나이가 들어감에 따라 통증을 유발한다.

특히 허리의 강한 자극으로 요통을 대표적으로 호소하거나 하이힐로 인한 발목의 통증, 종아리 근육의 통증, 그리고 정상적인 인체의 굴곡 형태를 취하지 못하는 유연성의 부족을 유발한다. 따라서 이러한 워킹의 자세를 보다 정확히 파악하여 인체에 미치는 영향을 살펴보고, 유발된 통증을 완화시키는 이완법을 알아보도록 하자.

척추의 구성

척추는 인체의 정중앙선 그리고 등 쪽에 위치하여 전후좌우 상하의 균형을 유지하고 있는 매우 중요한 골격이다. 척추는 그 가운데를 관통하고 있는 신경망을 보호하고 있으며 크게 세 부위로 나뉜다. 경추(목뼈)·흉추(등뼈)·요추(허리뼈)로, 각각의 뼈는 경추 7개, 흉추 12개, 요추 5개로 구성되어 있다. 또한 요추는 그 하단부의 편편한 판과 같은 형태의 천골, 미골과 연결되어 있다.

뼈는 단순히 인체의 형태를 유지할 뿐만 아니라 다음과 같은 기능도 한다.

1) 인체에 필요한 무기물질을 저장하고 필요에 따라 혈액에 방출
2) 조혈 작용(쉽게 말해서 피를 만드는 작용, 혈구를 만듬)
3) 기타 기관의 보호
4) 인체를 지지

경추는 머리를 받치고 있으며 가장 가늘고 약해 척추 중 가장 내구성이

약하다. 따라서 목의 사용은 언제나 주의를 요하므로 가급적 빠르고 강한 동작은 하지 않는 것이 좋다. 목은 어깨와 연결되어 있으므로 목의 통증은 바로 어깨의 통증과 연결될 수 있다. 목을 뻣뻣하게 일직선으로 유지하는 동작을 오래, 자주 하다 보면 모든 골격계에 미치는 영향과 마찬가지로 주어진 운동 범위를 소화하지 못한다. 심한 경우에는 뇌압의 상승을 일으킬 수 있으며, 그 부위의 신경계와 혈관계의 원활한 기능을 저하시킨다.

목뼈와 근육이 긴장 상태에 있게 되면 혈압을 높일 수 있는데, 그 이유는 다음과 같다.

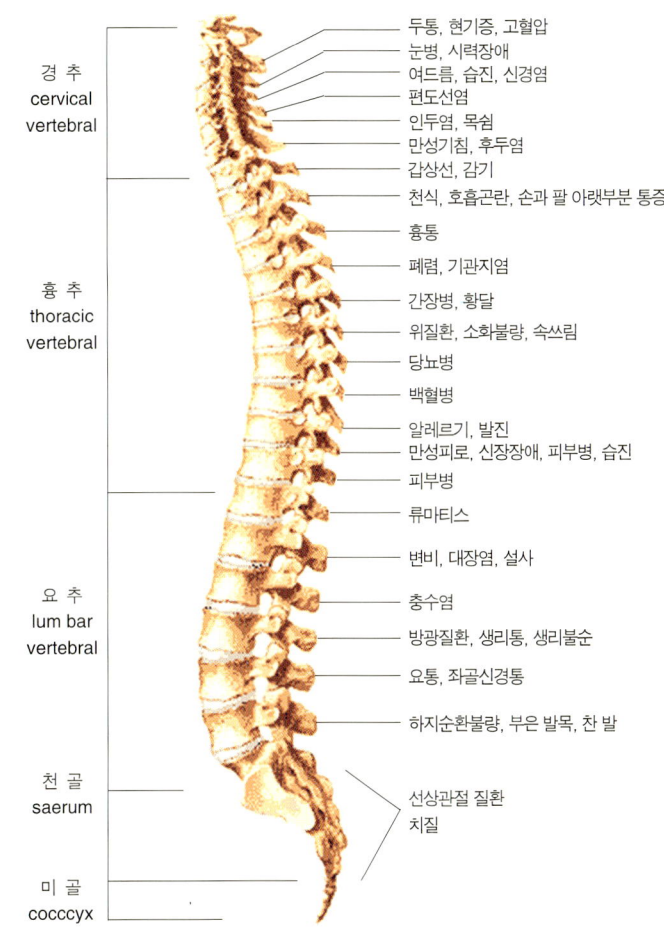

뇌로 가는 뇌동맥은 다른 동맥과 달리 중력을 거슬러 위로 혈액을 흐르게 하므로 그 압력은 매우 강하다. 따라서 목 부위가 긴장되어 있으면 혈압이 상승하여 고혈압을 일으킬 수 있다. 그 외에 더 많은 통증을 유발할 수도 있다.

발목

물론 일상생활을 하는 데 필요한 발목의 각도는 뒷꿈치가 약간 올라가 있는 편이 좋지만, 과도하게 위로 올라가 있는 경우에는 언제나 종아리 근육의 과긴장을 일으키며 발등을 들어올리는 동작이 힘들게 된다.

또한 중심이 위로 올라와 있고 언제나 발가락 쪽으로 체중이 실리게 되어 균형을 잃게 만든다. 또한 골반이 허리의 어느 한쪽에 문제가 생기면, 예를 들어 왼쪽 허리가 좋지 않으면 반대쪽 무릎이 아프고 또 그 반대의 발목이 쉽게 상하게 된다.

즉, 왼쪽 허리가 안 좋으면 오른쪽 무릎이 그리고 왼쪽 발목이 상하기 쉽다. 그것은 인체가 자신도 모르는 사이에 좌우 균형을 맞추려고 과도하게 사용하기 때문이다.

이외에도 모델들에게서 나타나는 통증의 병증은 다양하다.

과도한 다이어트로 인한 신진대사 저하나 면역력 약화 등도 다양하게 나타날 수 있다. 여기에서는 주로 골격과 근육에 미치는 영향만을 보았고, 그러한 현상을 감소시킬 수 있는 이완법을 살펴보기로 하겠다.

스트레칭

인체는 자신도 모르게 항상성을 유지하려는 기능을 한다.

더운 곳에서는 체온이 상승하는 것을 막으려고 땀을 내고, 추운 곳에서는 몸을 부르르 떠는 것으로 체온을 상승시키는 현상을 나타내기도 한다. 어깨나 골반의 어느 한쪽이 올라와 있으면 반대쪽 부위를 내리는 것으로 좌우 균형을 맞추기도 한다.

이렇듯 언제나 균형을 맞추고 항상성을 유지하려는 측면에서 워킹시 나타나는 부작용을 감소시키는 이완법을 시행한다는 것에 요점이 있다.

즉, 목·등을 뒤로 제끼고 허리는 앞으로 미는 동작을 자주 한다면 반대로 하는 동작으로 이완시켜 균형을 잡아간다는 것이다.

　이러한 이완 스트레칭의 원칙은 언제나 위에서부터 아래로 행한다는 것을 명심한다.
　즉, 목-어깨-허리-무릎-발목 순으로 진행하며, 몸을 풀 때는 어느 정도 몸을 덥힌 다음 열이 날 정도로 풀어야 뼈나 근육에 무리가 가지 않고 더 효과를 볼 수 있다.
　스트레칭은 워킹에 들어가기 전 20분, 끝나고 마무리로 20분 이상 하는 것이 이상적이다.
　예를 들어 3시간 강의라면 20분 사전 운동으로 시작하여 50분 워킹 후 10분간의 휴식 시간을 꼭 주자. 초보 모델의 경우에는 이 휴식 시간을 이용하여 푸는 마사지나 동작을 하도록 하여 몸에 무리가 오는 것을 막아야 한다.
　운동선수와 마찬가지로, 비교적 나이가 들고 숙련되어 있다고 바로 워킹에 들어가는 것은 나이가 적은 사람들이 하는 것보다 더 나쁜 영향을 미칠 수 있다.
　왜냐하면 숙련되어 있을수록 실질적으로 몸이 이완되는 데는 더 오랜 시간이 걸리기 때문이다.
　예를 들어, 같은 양의 운동을 하더라도 처음 하는 사람이 숙련자보다 빨리 많은 땀을 낸다. 그만큼 숙련되지 않으면 그 동작을 행하려고 보다 많이 움직이게 되고, 숙련이 되면 보다 적게 움직여도 되기 때문이다.

기초 워킹법

 여성의 경우 워킹 연습을 할 때는 맨발보다는 구두를 신고 하는 게 좋다. 초보 때는 5~6cm의 굽으로 하고, 시간이 지나면서 7~9cm 정도로 높여 간다. 또 연습 때는 몸매가 드러나는 옷을 입도록 한다.
 레오타드까지는 아니더라도 수영복, 핫팬츠, 미니스커트를 입어서 걸을 때 몸의 움직임을 쉽게 볼 수 있도록 해야 한다.
 남성의 경우는 구두나 단화를 착용하고, 여성과 마찬가지로 몸매가 편안하게 드러나는 캐주얼 복장을 입도록 하자.

기본 자세 잡기

기본 자세는 남, 여 모두 크게 세 가지 포인트로 나눠 볼 수 있다.

좌우 대칭이 같아야 한다

한쪽 어깨가 처졌다거나 고개가 한쪽으로 기울지 않는가. 심지어 다리 길이가 서로 다른 경우도 있다. 실제 다리가 다른 것이 아니라 잘못된 자세 등으로 인하여 골반이나 등, 어깨, 목등이 비뚤어졌기 때문이다. 이러한 경우 우선 바른 자세 교정이 필요하다.

어깨와 허리를 곧게 편다

큰 키로 인하여 몸을 움츠리는 버릇이 생긴 모델 지망생들은 대부분 어깨가 구부정하다. 하지만 일단 모델이 되면 반듯한 자세는 언제 어디서든 필수임으로 어깨와 허리를 곧게 펴는 것을 습관화할 수 있어야 한다.

 자, 다시 기초로 되돌아가서 점검해 보면 벽에 몸을 기대고 엉덩이, 등 위쪽부터 목뼈, 머리 부분을 벽에 붙여 보도록 한다. 평소보다 더 많이 허리를 펴서 3~4초 정도 숨을 크게 들이쉬었다 다시 천천히 내뿜는데, 이때 목이 아니라 갈비뼈로 숨을 쉰다고 생각하자. 그러면 자연스럽게 어깨가 펴지고 복부와 엉덩이에 힘이 들어갈 것이다.

 배와 엉덩이에는 힘을 주어 힙이 업되는 느낌을 주되 전체적인 몸의 긴장은 풀어 주어야 한다. 힘이 들어가면 부자연스럽고 어색해 보일 뿐 아니라 몸의 근육이나 뼈에도 좋지 않은 영향을 미친다. 어깨는 너무 뒤로 젖히지 않도록 조심한다. 어깨를 편다는 것과 뒤로 젖힌다는 건 다른 문제다. 잘못하면 무게 중심이 뒤로 넘어가기 때문이다. 그걸 예방하려면 어깨를 편 다음 다시 3도 정도 둥글린다.

머리는 위, 아래에서 잡아당긴다

위, 아래에서 잡아당긴다는 말이 난해하게 생각될 수도 있다. 그러면 이렇게 해보자.
 우선 천장에서 머리를 잡아당기고 있다는 기분으로 목을 편다. 그 상태에서 다시 턱은 가슴을 향해 5도 정도 지그시 당겨 주는 것이다. 초보 모델들은 사진 작가들로 부터 '턱을 앞으로 당기라' 는 주문을 수없이 많이 받게 된다. 보통 턱을 약간씩 드는 경향이 있기 때문이다. 사진 촬영시에 턱을 들게 되면 얼굴선을 망치게 된다는 것을 꼭 주입시켜 주자. 눈은 지그시 정면을 바라본다.

기본 워킹

기본 워킹을 할 때는 위에서 배운 기본 자세를 흩뜨리지 않으면서 걷도록 한다. 즉, 허리를 펴고 배에 적당히 힘을 주어 집어넣는 것이 기본이다.

걷는 연습을 할 때는 하나의 선을 기준으로 둔다. 바닥에 선이 없다면 테이프를 길게 붙여 놓고 그 위에서 연습을 한다. 예전엔 머리에 잡지를 올려 놓고 걷는 연습을 하기도 했는데, 몸의 균형이 자주 흐트러진다면 이 방법이 도움이 될 것이다.

하이힐을 신고 연습을 해야 하지만 힘들어 한다면 처음에는 맨발로 시작하는 것도 좋은 방법이다. 익숙해졌을 때 하이힐을 신도록 한다.

기본 워킹을 가르치는 것은 그리 만만한 일이 아니다. 처음엔 다리가 꼬이거나 균형을 잃고 넘어지는 사람들이 다반사다. 보통 매일 2시간씩 꾸준히 반복한다 해도 10주 정도가 되어야 새로운 걸음걸이가 몸에 붙을 것이다.

팔 동작
처음에 걸으면서 팔을 움직여 보게 하자. 팔을 아예 허벅지에 꼭 붙이고 옴짝달싹하지 않는 사람에, 걷는 법을 완전히 까먹은 듯 팔과 다리를 동시에 내미는 사람까지 각양각색이다. 평소에 가방을 들거나 주머니에 손을 넣다 보니 팔을 자연스럽게 움직이는 법을 잊어버린 것이다.

우선 남녀 모두 팔은 구부리지 말고 자연스럽게 펴서 팔 전체를 움직여주게 한다. 손바닥은 허벅지 안쪽을 향하도록 하고 걸을 때마다 허벅지를 스치도록 한다. 단, 남성의 경우에는 살짝 주먹을 쥐어 준다. 흔드는 각도는 앞쪽으로 45도, 뒤쪽으로는 15도 정도가 자연스럽다. 즉, 전체적인 각도는 60도 정도인데 앞쪽으로 더 많이 뻗어 주도록 하는 것이다.

팔의 좌우 균형에 꼭 신경을 쓰도록 한다. 왼쪽과 오른쪽을 똑같은 각도와 모양으로 움직일 수 있도록 해주어야 한다. 이때 손가락을 너무 딱딱하게 쫙 펴고 있으면 부담스러워 보이니 손끝에 달걀이 살짝 쥐어져 있다는 느낌으로 약간 구부려 주는 것을 잊어서는 안 된다.

다리 동작

다리 동작의 핵심은 무릎을 펴되 힘은 빼는 것이다. 힘은 배 부분에만 들어가고 다리는 부드럽게 움직여야 한다. 걸을 때 무릎과 무릎이 스치고 발도 1자로 따라가게 하자.

대개 상체가 먼저 나가기 쉬운데, 상체는 언제나 곧게 서 있게 하고 다리가 나가면 따라가는 방식으로 한다. 발은 발바닥의 앞쪽의 1/3 부분에 중심을 두고 앞꿈부터 디디면서 바닥의 선을 따라 1자(남성의 경우 약간 11자가 되어도 괜찮다) 모양으로 걷는다.

이때 발가락 다섯 개에 고르게 힘이 분배되어야 한다. 엄지발가락 쪽에 치우치면 안짱다리처럼 걷게 되고, 새끼발가락 쪽에 치우치면 팔자 걸음이 된다.

보폭도 중요하다. 기본은 키에 상관없이 본인의 어깨 넓이 정도가 적당하나, 모델의 경우 보폭을 넓혀 주는 것이 좋다. 그 이유는 보폭이 넓으면 모던하거나 현대적인 이미지로 보이지만, 보폭이 좁으면 답답해 보이기 때문이다.

어깨와 허리, 엉덩이 동작

팔과 다리가 움직이는 동안 몸통 부분은 안정을 유지하도록 한다.

팔을 흔든다고 어깨가 한쪽으로 기울어서는 안 되며, 다리를 일직선으로 모으며 걷는다고 해서 엉덩이가 심하게 흔들려서는 안 된다.

시간이 지나면 조금씩 움직이게 되겠지만 처음부터 정확한 워킹 자세를 익힐 수 있게 자제를 시켜야 한다. 항상 중심을 배꼽과 치골 사이에 두어 흔들림이 없도록 하자.

얼굴 역시 마찬가지다. 걸을 때는 항상 정면을 응시하여 고개가 비뚤어지거나 옆으로 쏠리는 것을 유의해서 보아야 한다.

남성 워킹 기본 동작 POINT

남성 모델의 워킹 기본 동작의 주의점은 바로 팔 동작과 어깨 동작에 있다. 전반적으로 남성 모델들은 워킹시 팔 동작보다는 어깨 동작을 많이 사용한다. 그러나 지나친 어깨 동작은 상체를 앞뒤나 좌우로 흔들리게 하여 건들거리는 느낌을 줄 수도 있다. 예를 들어 클래식한 분위기의 정장 슈트를 입고 어깨를 심하게 움직인다면 스트리트 패션의 느낌이 되어 정확한 이미지 전달이 이루어지지 않는다. 그러므로 연출된 이미지가 아니라면 자제할 수 있도록 지도하는 것이 필요하다. 대신 팔 동작을 크게 사용해 주는 것이 좋다. 이러한 움직임은 또한 내추럴한 이미지나 남성미와 같은 강한 이미지 전달에서 효과적이다.

터닝 테크닉

패션쇼의 경향이 점차 바뀌면서 요즘은 '노 포즈 노 턴' 추세다.

중간에 한 바퀴 돈다거나 포즈를 과다하게 연출하는 일 없이 그냥 무대 끝까지 걸어 나왔다 걸어 들어가는 방식을 선호한다. 그렇다면 다양한 터닝 테크닉은 무용지물일까?

절대 그렇지 않다. 초보 모델들은 언제 어떤 상황에서 터닝을 요구받을지 모르며 그럴 때 '전 그런 것 못하는데요' 라고 말하거나 어색한 동작을 연출한다면 모델로서는 실격이다. 또 터닝 테크닉을 배우면서 다양한 동작들을 익혀 두면 후에 그들이 사진 촬영이나 CF 촬영에도 큰 도움이 될 것이다.

책의 설명만으로는 강의하기가 쉽지 않을 것이다. 이 책에서는 터닝의 기본과 종류만 얘기하겠다. 실제 기술들은 비디오를 통해 배우는 것이 가장 좋은 방법이다.

패션쇼를 촬영한 비디오를 틀어 놓고 모델들이 연출하는 다양한 종류의 턴을 주의 깊게 살펴보도록 한 후 따라해 보게 하자. 많이 보여 주고 자꾸 연습시키다 보면 자연스럽게 몸에 배어 다양한 응용 동작도 나올 것이다. 머리가 아닌 몸이 먼저 기억하게 해야 한다.

포즈와 백 턴(back turn)

무대 앞까지 걸어 나간 후 어떻게 턴을 하여 돌아오게 할 것인가. 실제 패션쇼를 보면 모델마다 턴이 조금씩 다르며 아주 다양하다.

옷과 음악의 분위기, 어떤 포즈를 취했느냐에 따라 달라지는 것이다. 일일이 설명하면 더 헷갈리기 때문에 간단한 원칙만 얘기하겠다. 무대 앞에 가면 잠시 포즈를 취하게 한다. 관객들이 시간을 갖고 옷을 볼 수 있는 시간일 뿐 아니라 카메라 기자들이 열심히 셔터를 눌러대는 시간이다. 이때 모델은 옷에 어울리는 포즈를 취하면서 좌우로 한 번씩 시선을 꽂아준다. 사진 작가들을 위한 배려다.

이렇게 포즈를 취할 때 차렷 자세로 서지 않는다면 한 발이 앞에 나오고 다른 발은 뒤에 있기 마련이다. 그 상태에서 몸을 반쯤 돌리면서 한쪽 발을 내딛어서 다시 걷게끔 한다.

이때 앞쪽의 발을 먼저 내딛어야 할까 아니면 뒤쪽에 있던 발을 내딛어야 할까. 모델 마음대로다. 초보 모델들이 실제로 서서 연습해 볼 수 있도록 해주자. 금세 어느 쪽이든 가능하다는 것을 알 수 있을 것이다. 혹은 약간 뒷걸음질을 치면서 돌아올 수도 있다. 뒤에 얘기하는 하프 턴을 응용해서 우아하게 반 바퀴를 돌 수도 있으며, 아니면 반원을 그리면서 계속 걸어서 돌아오게 할 수도 있다. 이런 턴을 워킹 턴(walking turn)이라고도 부르는데, 최근 패션쇼는 아예 동선을 U자형으로 만들어 모델들이 포즈 동작 없이 계속 걷도록 하기도 한다.

백 턴에서는 시선 처리가 중요하다. 항상 먼저 몸이 돌아가고 시선은 나중에 돌리게 한다. 약간 아쉽다는 듯이 말이다. 그것만으로도 세련되고 자신감 있는 동작이 연출될 수 있다.

하프 턴(half turn)

하프 턴은 말 그대로 반 바퀴를 도는 턴이다. 워킹을 하다 무대 중간에서 하프 턴을 한 번하고 잠깐 멈춘 후 다시 하프 턴을 해 무대 앞까지 걸어 나올 때 사용된다.

하프 턴을 할 때는 회전축으로 쓸 발(어느 방향으로 회전하느냐에 따라 다른데 주로 오른발이다)을 내밀어 다른쪽 발과 T자를 만들도록 한다. 이 상태에서 발끝에 힘을 줘 몸을 반 바퀴 돌려 준다. 몸을 돌리면 이번에는 회전축으로 썼던 발이 뒤쪽에 있을 것이다. 그 발을 앞으로 내밀면서 걷기 시작하도록 하면 된다.

풀 턴(full turn)

걷는 도중에 몸을 한 바퀴 돌리는 턴이다. 관객들이 옷의 전후좌우를 잘 감상하게 하는 게 목적이다. 초보 모델의 경우 실수해서 넘어지는 경우까지 생길 수 있으니 평소에 동작이 몸에 밸 때까지 연습을 시켜야 한다.

풀 턴을 할 때는 몸을 360도 완전히 돌리는 것은 아니다. 그런 식으로는 안정된 턴을 하기 힘기 때문이다. 보통 270도 가량 돈다고 생각하고 턴하게 한다.

왼쪽으로 턴을 한다고 가정하면 먼저 몸을 45도 정도 살짝 왼쪽으로 돌리면서 시작해야 한다. 오른쪽 발을 앞으로 내밀어 T자로 만들도록 하고 중심을 오른쪽 발에 두면서 몸을 회전할 수 있도록 하자. 회전 후에는 완전히 정면을 보는 게 아니라 약간 비스듬히 서야 한다.
이렇게 하면 전체적으로는 270도 정도만 돌기 때문에 중심이 무너지거나 하는 일이 없을 것이다.

이때 시선 처리는 백 턴 때와는 좀 다르다. 풀 턴을 하기 전에는 먼저 정면을 강하게 응시해 머릿속에 기억해 두도록 해야 한다. 턴을 할 때는 얼굴과 시선을 먼저 돌리면서 몸이 따라오도록 한다. 그렇게 하면 한 바퀴 돌았을 때도 시선이 먼저 앞을 향하게 된다. 이때 시선이 턴하기 전에 주시했던 그곳에 정확히 꽂히도록 하면 중심을 잃는 실수는 범하지 않을 것이며, 보폭을 아주 좁게 해야 중심이 흐트러지지 않는다. 이 동작은 디자이너 앙드레 김이 특히 선호하는 동작이다.

투 턴(two turn)

우아한 이브닝 드레스나 숄을 선보일 때 쓰는 동작이다. 모델이 빙글빙글 돌면서 치맛단의 풍성함을 돋보이게 하거나 숄을 바람에 날려 경쾌하게 보이도록 하는 것이다.

우아한 연출이 되고 원 턴을 두 번하되 자연스럽게 연결시켜 끊어지는 일이 없도록 해야 한다.

Upgrade 워킹법

시선 처리

시선은 먼 곳을 응시하며 최대한 깊고 길게 하여야 한다. 사실 스테이지를 걸으면서 가장 힘든 것이 바로 시선 처리일 것이다. 그렇다고 아무 곳이나 응시하면 눈의 초점이 불확실해 관객들로 하여금 멍해 보인다는 느낌을 줄 수도 있으니, 시선은 항상 관객석 맨 뒤쪽에 두고 워킹한다.

관객을 위한 배려

일반적으로 사람들은 스테이지가 정중앙에 있어야 한다고 생각한다. 그렇지만 그것은 편견이다. 국내의 경우 더욱 그러하다. 그렇다면 그 나머지는 모델의 역할이다. 측면이나 주로 뒷라인만을 보는 관객들을 위해 360도를 최대한 활용하자.

사진 촬영을 위한 포즈나 그 외의 포즈 연출에서 몸을 조금씩만 틀어주면 한 컷에서 360도까지는 아니겠지만, 보다 많은 사람들이 볼 수 있을 것이다. 이러한 연출은 보는 이에게 자신을 좀더 어필할 수 있는 좋은 기회일 수도 있다.

짧은 시간이지만 상대방의 머릿속에는 훨씬 깊게 남을 수 있다.

호흡법

코로 가늘고 길게 호흡하되 폐가 아닌 아랫배 깊숙이 숨이 들어갔다 나온다고 생각하자. 호흡은 워킹시 가장 중

요한 작용을 한다. 너무 가쁜 호흡법은 모델의 어깨를 들썩거리게 함으로써 관중들에게 부담을 줄 수 있다. 호흡법과 함께 중요한 순간 호흡을 잠깐 멈춤으로써 시선의 고정 효과를 볼 수 있다. 이와 같은 방법은 hold 작용으로 집중력과 흡입력을 높여 준다.

무게 중심

워킹시 무게 중심은 항상 골반 아래 하체에 두어야 한다. 그렇게 함으로써 다양한 포즈와 이미지 연출 동작의 균형을 유지할 수 있다. 상체에 무게 중심을 주었을 시에는 어깨가 경직되거나 한쪽으로 과도하게 움직일 때 중심 이동이 원활하지 않아 넘어지기 십상이다.

가슴으로 음악을 듣자

머리로 듣는 음악은 워킹시 정신을 혼란하게 한다. 많은 아티스트들이나 연기자들이 감정 이입을 위해 음악을 이용한다.

그러나 가슴으로 느끼지 못하는 음악은 별 효과를 주지 못한다. 특히 패션쇼에서는 모델과 무대 음악이 하나의 이미지가 되어야 하므로 음악에 감정 이입이 될 수 있도록 노력해야 한다.

남성 모델

과거 여성복 시장에 비해 현저히 낮았던 남성복 시장이 활기를 띠면서 남성 패션쇼와 남성 모델의 비중이 높아 가고 있다. 이는 몇 년 전부터 패션계의 흐름이 되어 버린 메트로 섹슈얼의 영향이라 볼 수도 있다.

민감한 패션 감각과 외모 가꾸기, 클렌징 크림과 에센스로 가꾸는 피부.이제는 남성스러움만을 인정하는 시대가 아니다.

그렇다면 남성 모델로서 어떻게 자신을 포장할 것인가?

여성 패션쇼에 비해 짧은 역사를 가진 남성 패션쇼는 과거 정장 슈트 위주의 패션쇼에서 이제는 캐쥬얼부터 시작하여 여러 스타일의 이미지를 추구하고 있다.

이 장에서는 짧게나마 변화되는 패션 트랜드에 맞추어 남성 모델로 성공할 수 있는 몇 가지 조언을 하겠다.

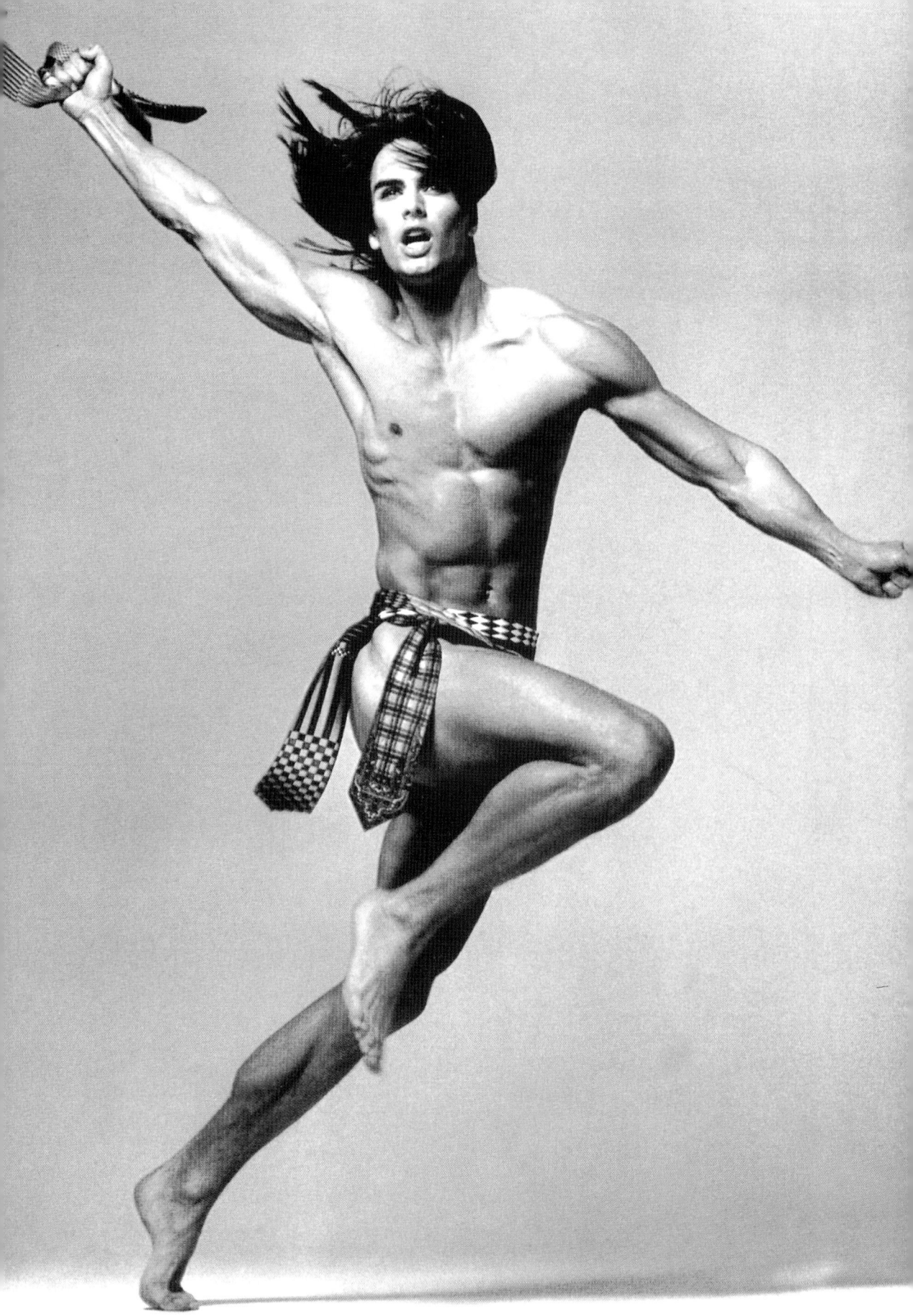

외모 지상주의

이제 각진 얼굴과 울퉁불퉁한 몸매로만 승부하는 시대는 끝났다고 볼 수 있다. TV나 주변을 둘러싸고 있는 남성 모델들의 광고 포스터를 보자.

물론 개성에 따라 조금 다를 수는 있지만, 작은 얼굴과 여성만큼이나 고운 피부, 적당한 근육으로 단련된 몸매가 인기를 모으고 있다. 시대가 변함에 따라 사람들이 원하는 남성상 역시 변하는 것이다. 모델이 성공하려면(물론 이것은 남성 모델에게만 국한되는 것은 아니다) 시대 변화를 재빠르게 좇을 줄도 알아야 한다.

자, 조금씩 자신을 변화시켜 주자. 그렇다고 성형을 하라는 것은 아니다. 그저 좀더 자신의 외모에 신경을 쓰자는 것이다.

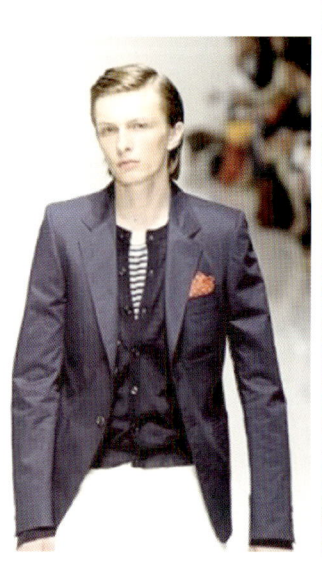
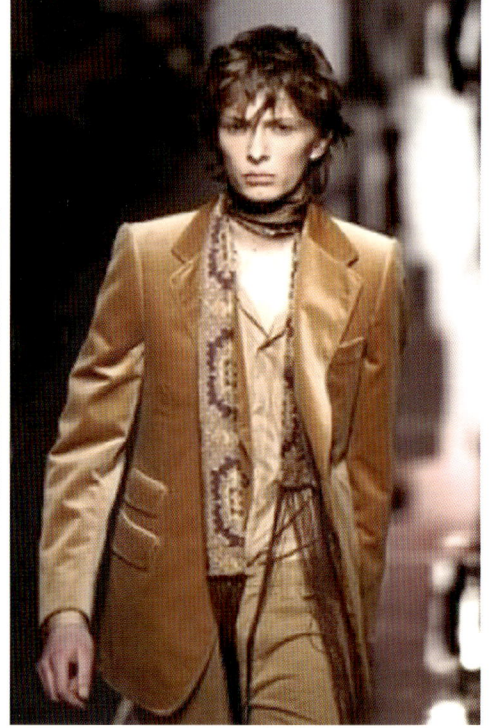

현대 패션에서 남성 모델에게 요구하는 패션 이미지는 더욱 다양해지고 있다.

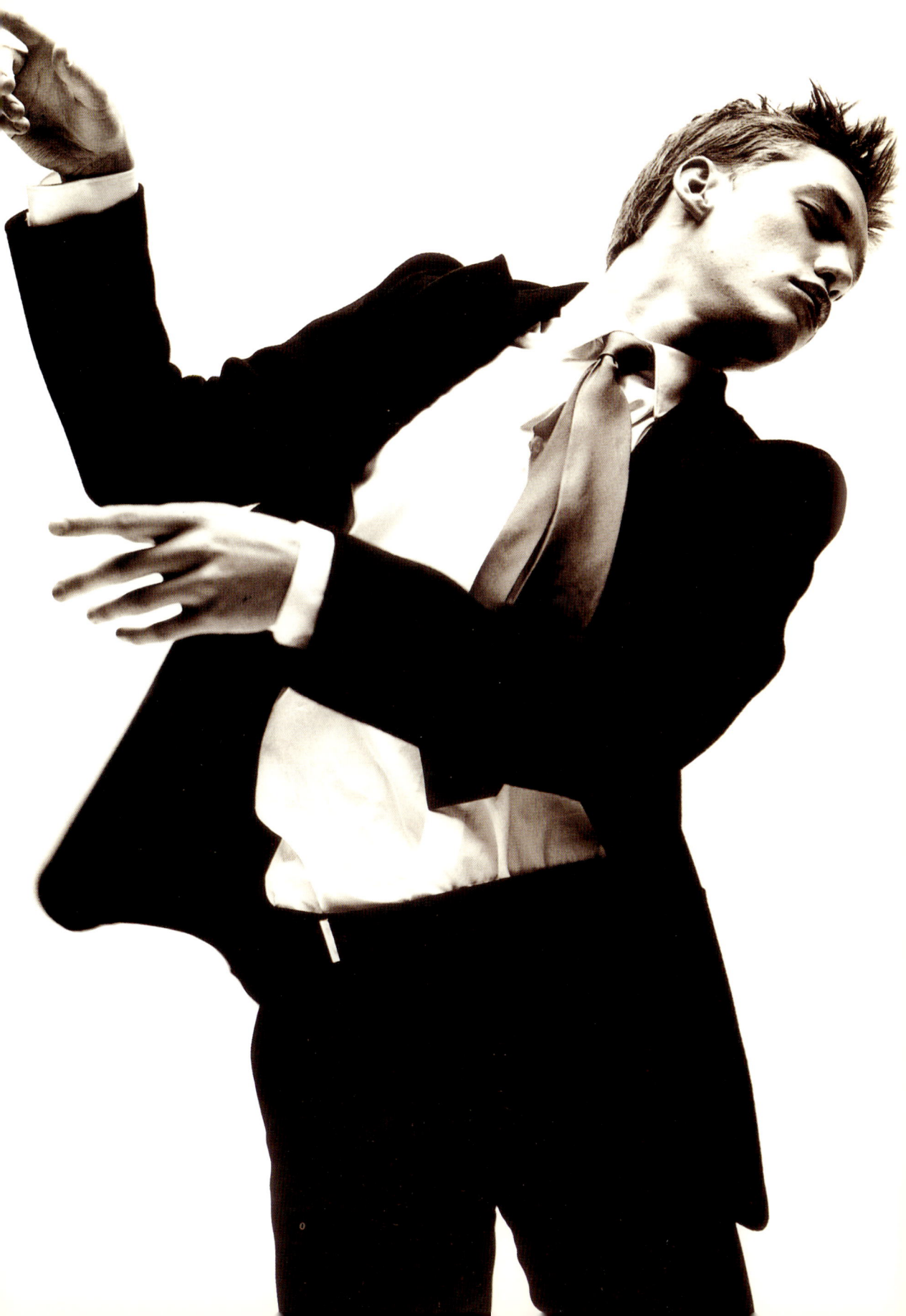

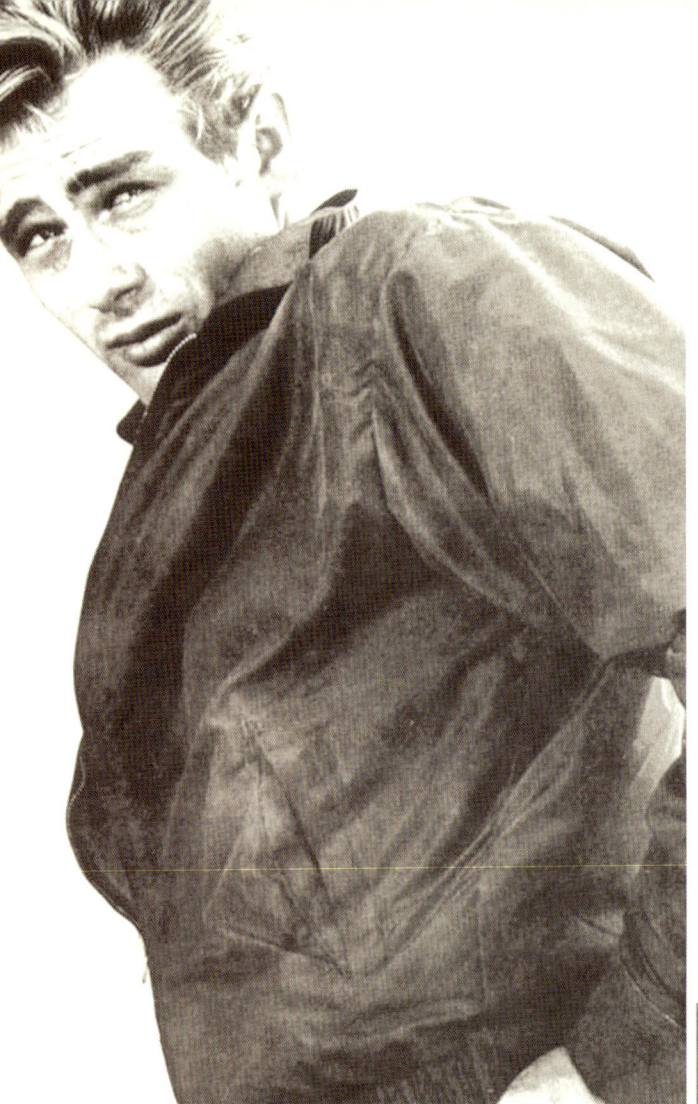

제임스 딘 (James Dean)
'이유없는 반항', '에덴의 동쪽' 등 단 3편의 영화만을 남겼지만 세계의 모든 이들에게 영원한 반항아의 이미지를 남긴 제임스 딘은 청바지와 면티, 가죽 점퍼만으로 자신의 이미지를 강하게 어필하였다.

마크 월버그 (Mark Waglberg)
1971년 메사추세스 도체스터 출생의 월버그는 힙합 아티스트의 경력을 시작으로 80년대 말 캘빈클라인의 광고 모델로 활동하였다. 당시 미국 내에서도 남성 모델이 복부에 조자 복근을 만들어 광고화 한 것은 최초로서, 업계에 큰 센세이션을 일으켰다.
뉴욕에 마크 월버그의 첫 포스터가 붙여진 날에는 그것을 보기 위해 몰린 여성 팬들로 교통이 마비될 정도였다고 한다.

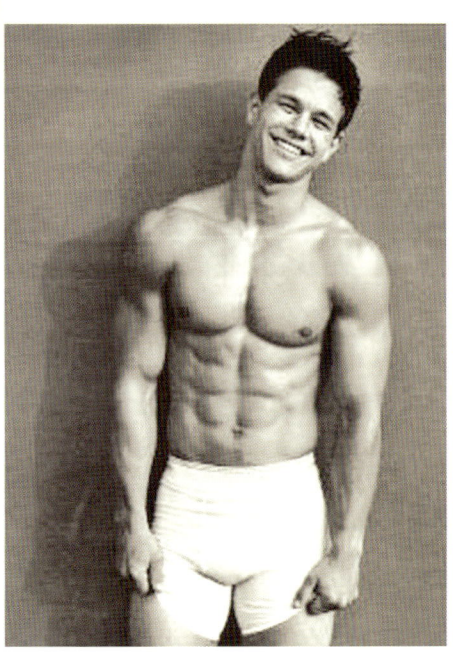

풍부한 감성

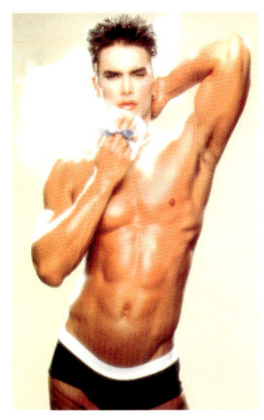

로맨틱, 에스닉, 가르송 룩을 연출해 달라고 하면 남성 모델들은 우선 눈에 힘부터 준다. 감성적인 이미지 연출시에 남성은 여성에 비해 더욱 다양하고 풍부한 얼굴 표정과 눈빛이 요구된다. 여성의 경우 메이크업이나 액세서리 등 장신구를 이용한 이미지 연출이 용이하지만 남성은 그렇지 않기 때문이다.

풍부한 이미지 표현은 다양한 장르의 음악과 예술을 접하여 감성적인 이미지를 키우고, 많은 연습을 거쳐 이루어진다. 이제부터라도 거울을 자주 보자. 독서도 좋은 방법 중의 하나이다. 감성을 실어 대사하듯 책을 읽는 것은 후에 광고나 대화를 해야 하는 자리에 섰을 때도 많은 도움이 될 것이다.

워킹 포인트

여러 가지 운동을 즐기는 남성 모델들은 여성에 비해 많은 근육이 발달해 있다. 그러나 대부분이 올바르지 않는 운동으로 근육이 언밸런스하다. 운동으로 어깨가 벌어졌다고 생각하지만, 실제로 워킹 장면을 보면 한쪽으로 기울어져 있거나 어깨를 움추리고 걷는 듯한 느낌이 든다. 항상 이 점을 주의하고, 워킹 시에는 허리를 펴고 어깨가 아닌 가슴(갈비뼈)을 펴고 걷도록 한다.

발 동작은 무릎과 무릎이 11자가 되게 걷거나 아주 약간 팔자로

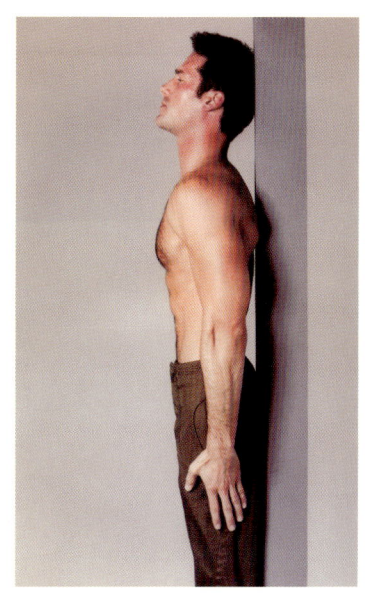

바른 자세로 벽에 어깨와 등, 엉덩이를 붙이고 서 있는 연습을 해 보자.

달리의 초현실주의적 이미지를 주는 옆의 사진은 알렉산더 맥퀸의 작품으로, 다양해지는 남성 패션의 새로운 패러다임을 보여 주고 있다.

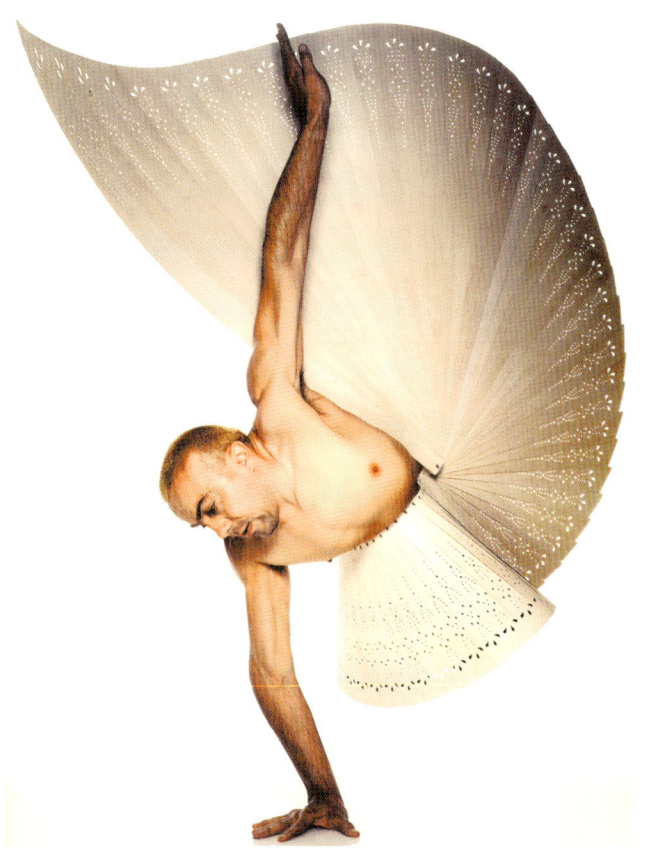

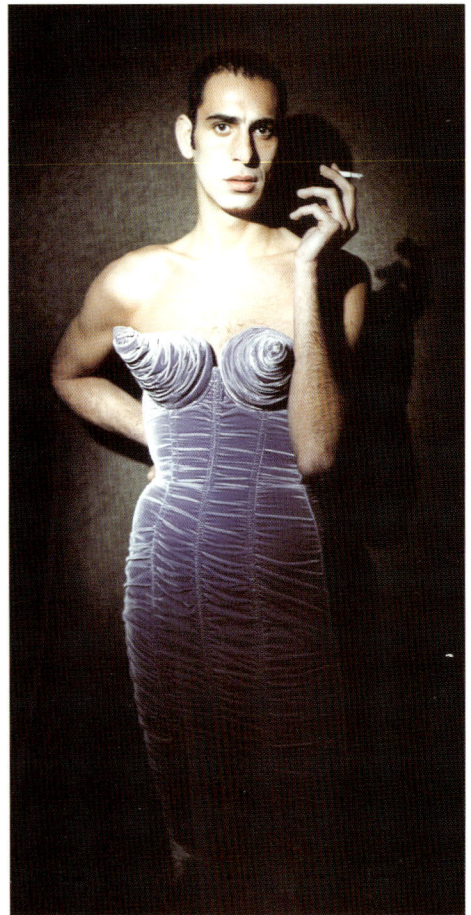

남성의 여성화
허리를 조이고 여성의 부스띠에를 입고 있는 남성은 얼마 전까지도 이해하기 힘든 사진이었을 것이다. 그러나 이제는 자유로운 감성의 표현으로, 남성 패션도 변하고 있다.

벌려 걸음으로써 남성미를 부각시킬 수도 있다.

  시선은 기본적으로는 여성과 같으나, 앞에서도 말했듯이 다양한 표정과 호소력 있는 눈빛으로 매 스테이지마다 다른 느낌을 줄 수 있어야 한다.

  마지막으로, 앞으로 더 많은 시간을 자기 관리와 자기 개발에 사용하도록 하자. 모델의 워킹은 그냥 걷는 것이 아니다. 자신의 내면과 외면이 어우러져 의상과 함께 하나의 상품이 된다는 것을 항상 뇌리에 새겨 두자.

패션 이미지와 워킹법

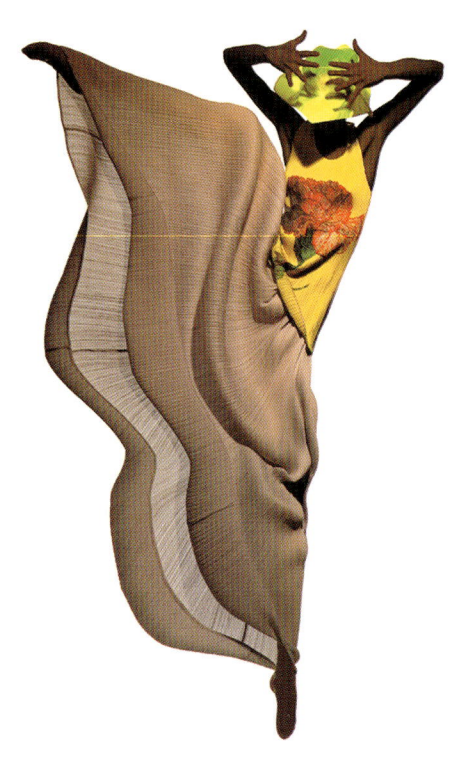

이세이 미야케의 작품은 주로 하늘거리는 소재에 주름을 넣은 주름지를 사용하는 것으로 유명하다. 컬러뿐 아니라 자연 문양의 프린트를 그대로 사용하는 에콜로지한 이미지의 대표적인 디자이너이다.

내추럴 NATURAL

내추럴 이미지(Natural Image)

몸을 구속하지 않는 편안한 실루엣으로, 소재 또한 가공되지 않은 천연 소재를 사용하여 자연미를 강조하는 패션이다.

마직물이나 면, 린넨 등 천연 소재로 클래식한 감각의 여성미를 강조하고, 색상은 자연을 그대로 나타내는 초록빛, 흙빛 등을 사용한다. 특히 무명·모시 소재의 재킷이나 스커트 등 전통적인 라인과 소재·색상 등을 살린 디자인을 현대적인 감각으로 표현하면, 품위 있고 지적인 분위기를 살릴 수 있다.

—에콜로지(Ecology)

본래는 자연 환경을 연구하는 '생태학'이란 뜻으로, 자연 회귀 운동과 함께 나타난 용어이다.

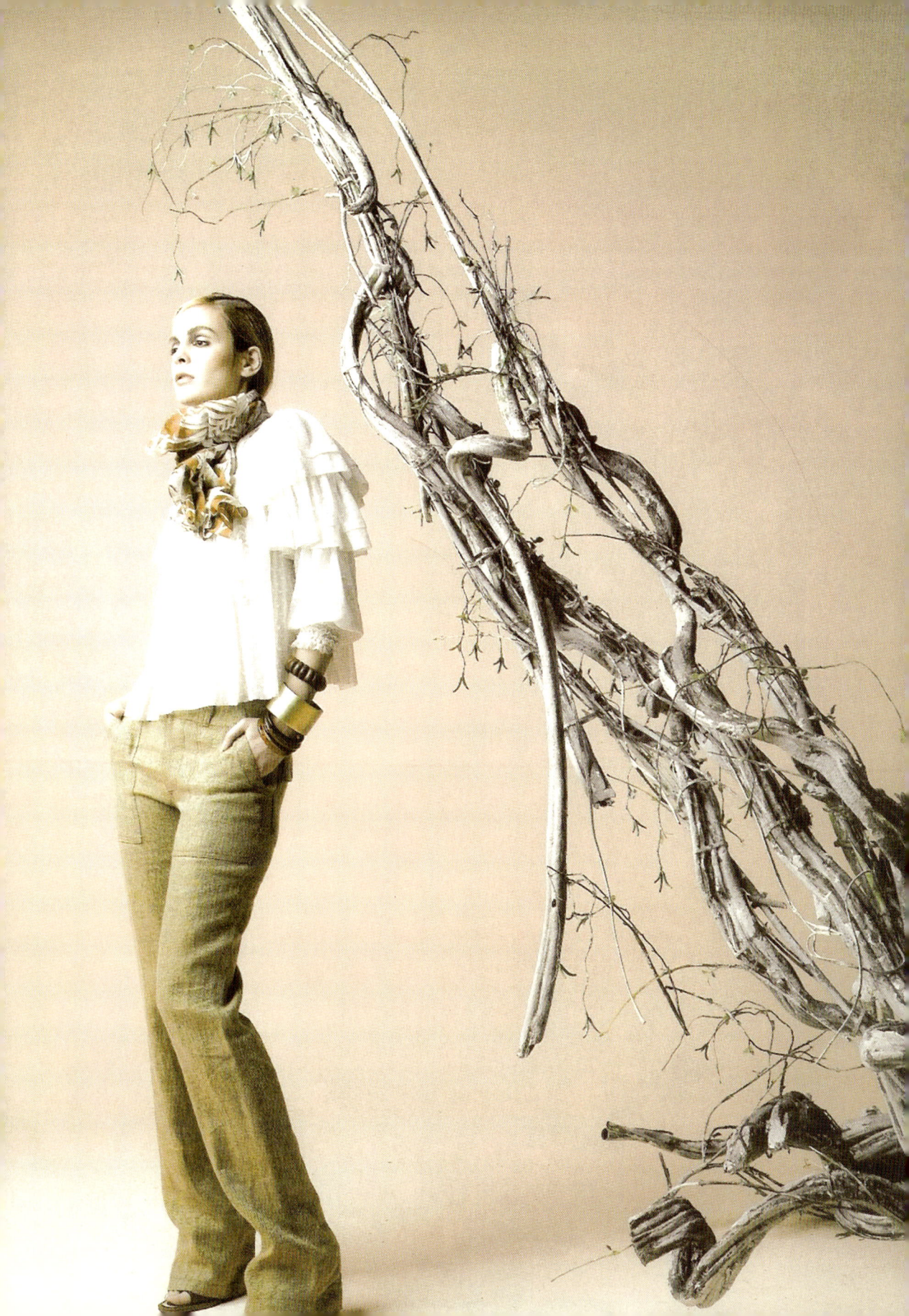

패션에서의 에콜로지는 과도한 문명의 발달과 자연 파괴로 오염된 현재의 환경을 거부하고, 자연으로의 회귀 욕구와 환경 보존 운동의 일환으로 자연 속에서 살아가고자 하는 소망을 표현한다.

―프리미티브(Primitive)
문명이 고도로 발달된 도시 생활에 염증을 느껴 자연이나 원시로 돌아가고 싶은 욕망에서 나타난 패션을 프리미티브라 부른다.

이 이미지의 원천은 미개화 지역의 저개발 국가들로 열대지방이 대부분을 차지한다. 주로 옷의 기본 구조를 무시한 원시적 형태의 신체 노출 의상과 원주민들의 토속적인 장신구, 낡고 퇴색한 듯한 자연 색상으로 인해 원시에 대한 향수를 불러일으키고 있다.

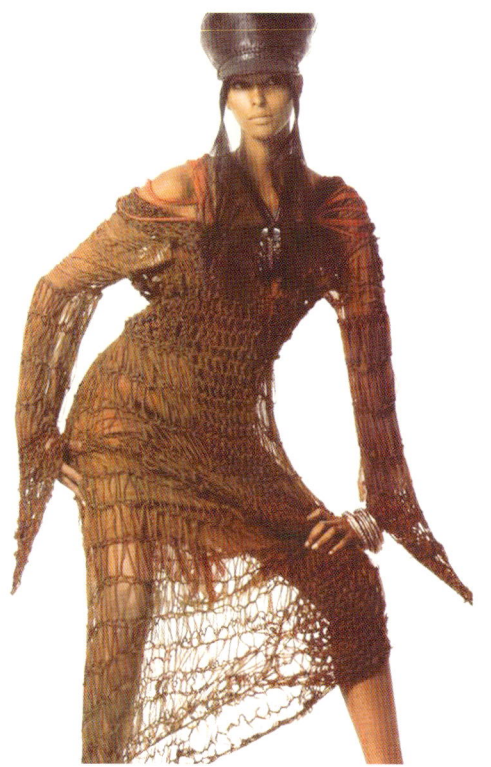
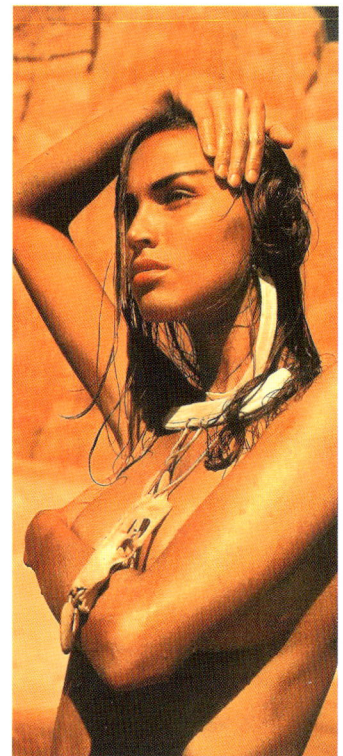

내추럴 이미지 워킹

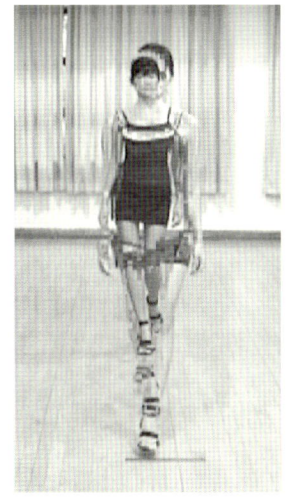
박순희 워킹 정면

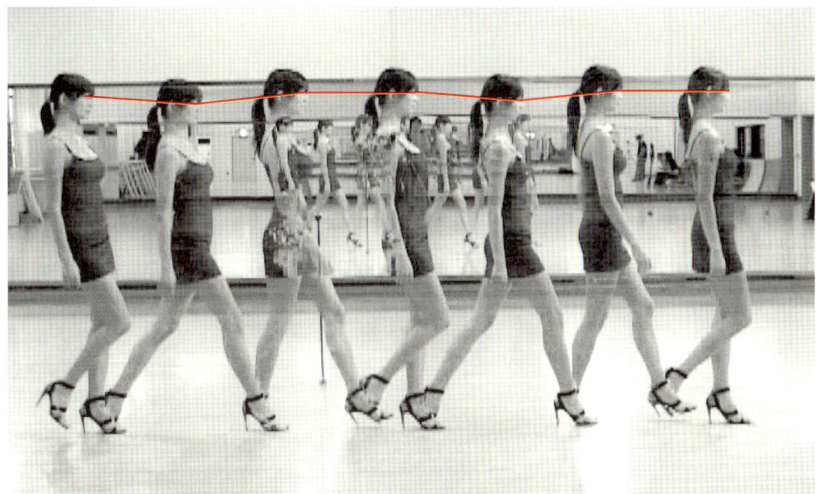
박순희 워킹 움직임 변화

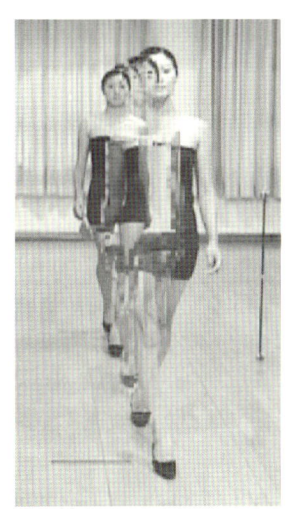
최은선 워킹 정면

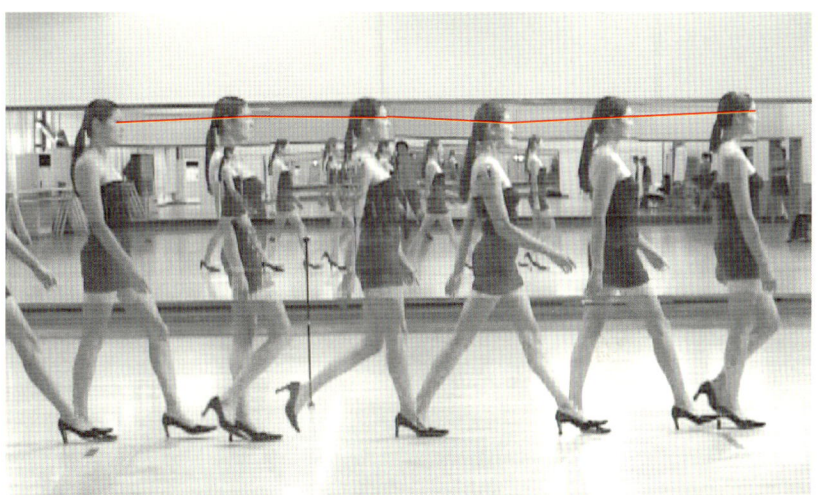
최은선 워킹 움직임 변화

	보폭(m)	무릎(오른발 기준) top높이(m)	팔의 움직임(m)	속도(m/s)
박순희	0.99	0.74	0.23	1.32
최은선	1.01	0.65	0.54	1.54

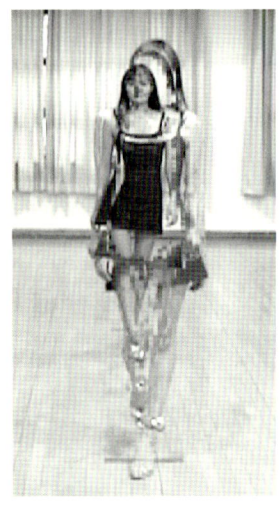

엽설화 워킹 정면

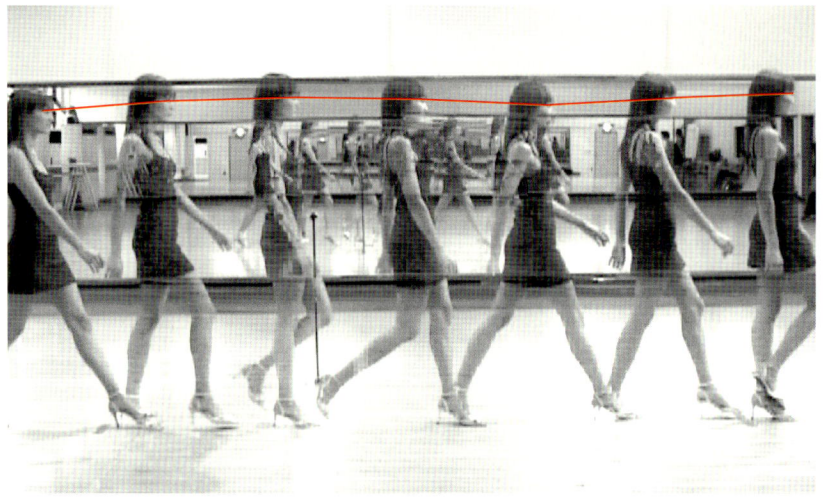

엽설화 워킹 움직임 변화

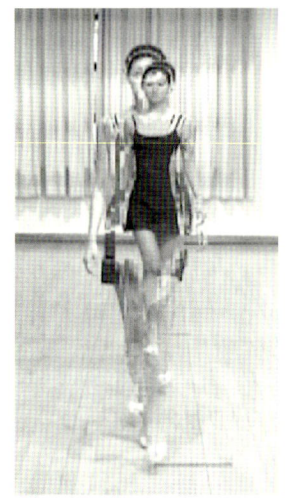

허보미 워킹 정면

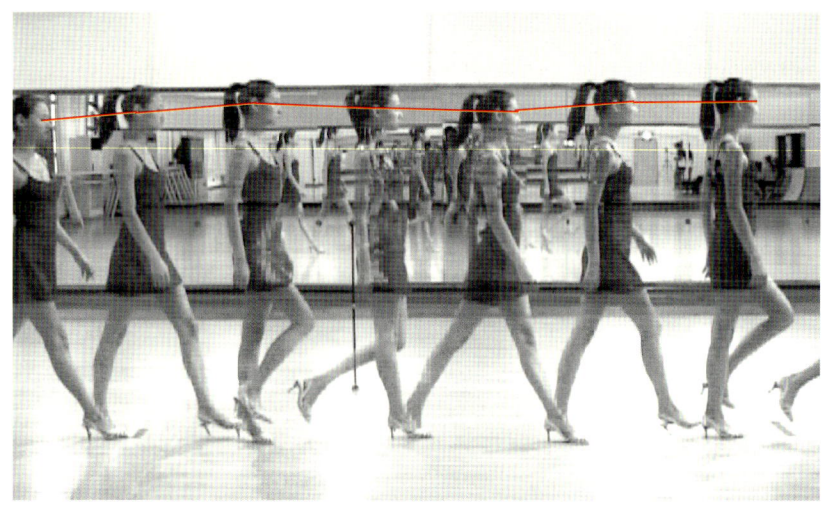

허보미 워킹 움직임 변화

**김동수가 제안하는
내추럴 이미지 워킹법**

몸 전체의 힘을 빼고, 팔과 무릎에 자연스러운 율동이 흐르게 한다. 시선은 온화하게 하며, 관중과의 교감을 느낄 수 있게 한다. 넓은 들판이나 바닷가의 모래사장 등을 연상하면 좋다.

	보폭(m)	무릎(오른발 기준) top높이(m)	팔의 움직임(m)	속도(m/s)
엽설화	1.01	0.73	0.60	1.54
허보미	0.97	0.80	0.31	1.43

로맨틱 ROMANTIC

로맨틱 이미지(Romantic Image)

낭만적이며 꿈을 꾸는 듯한 귀엽고 사랑스러운 분위기로, 소녀적인 느낌의 패션을 말한다. 주로 부드러운 질감의 꽃무늬와 민속풍의 기하학적 무늬를 사용하며, 소재는 자연주의의 영향으로 코튼·실크·리넨 등 가벼운 소재들과 시폰·새틴처럼 얇고 부드러운 소재들을 사용해 여성스러움을 강조하고 있다.

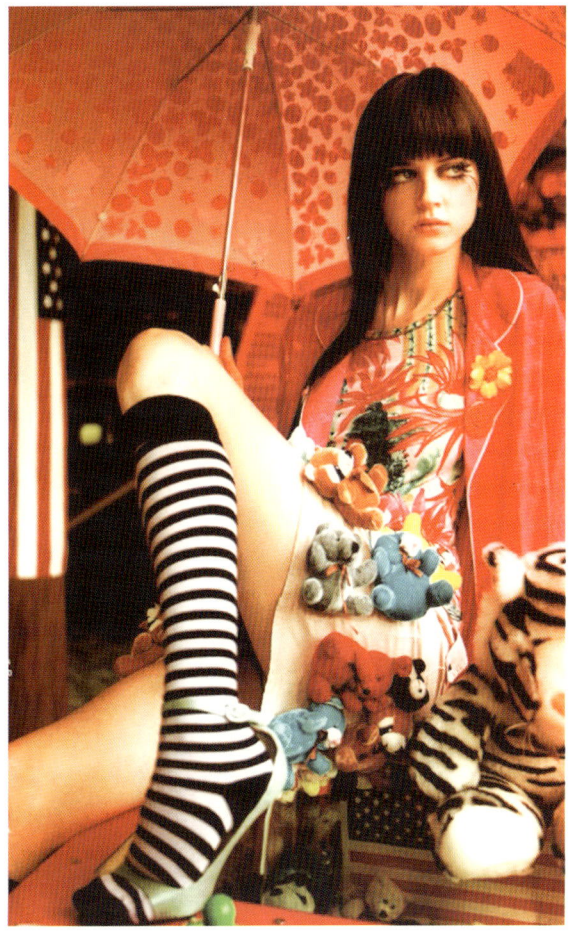

소녀 같은 분위기에 감성적인 스타일의 미네트 이미지

패턴은 화려한 꽃을 비롯해 은은한 들풀, 풍성한 과일, 풍경화 등 자연의 이미지를 담은 프린트물이 자주 보인다. 색상은 달콤한 셔벗을 닮은 파스텔톤이 주목 받는다. 가장 눈에 띄는 색상은 백색을 비롯해 핑크, 옐로, 라이트 그린, 스카이 블루, 오렌지, 라일락 등이다.

디테일은 비주, 리본, 프릴이나 러플, 레이스 같은 로맨틱하고 여성적인 스타일을 상징하는 것들이 선보이고 있다. 프릴이나 러플은 불규칙적이고 화려하게 레이어드되어 독특하게 표현되기도 한다.

04 F/W부터 주목 받았던 리본 벨트가 지속적인 인기를 모을 것으로 보인다.

주요 아이템은 퍼프 소매 블라우스, 레이스 소재로 만든 란제리 스타일의 이너웨어, 로맨틱한 원피스나 플레어 롱스커트 등을 손꼽을 수 있다.

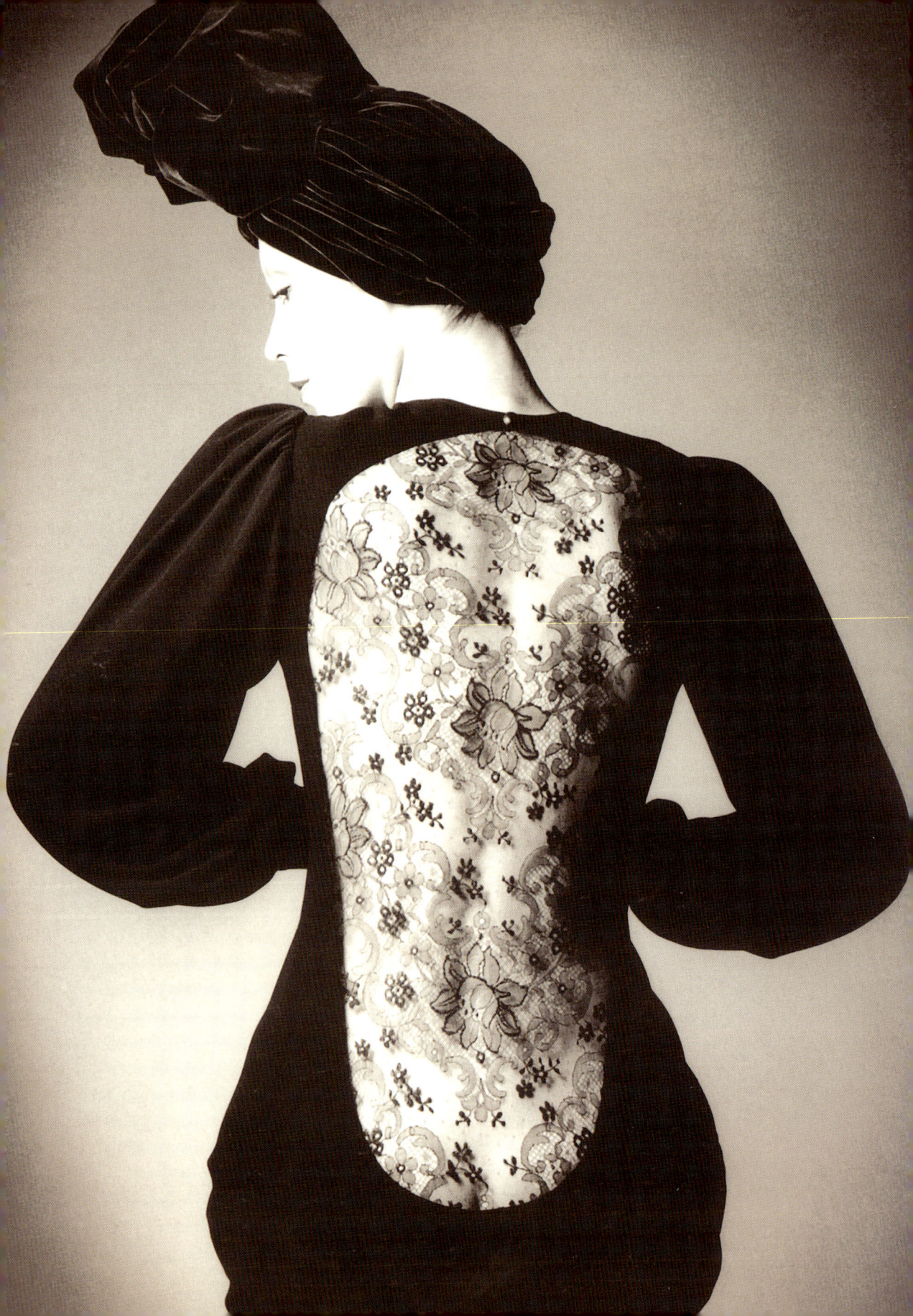

로맨틱한 이미지에는 노스탤직(nostalgic), 미네트(minette), 이너슨트(innocent), 메르헨(marchen)과 같은 분위기의 패션이 포함된다.

―노스탤직(Nostalgic)

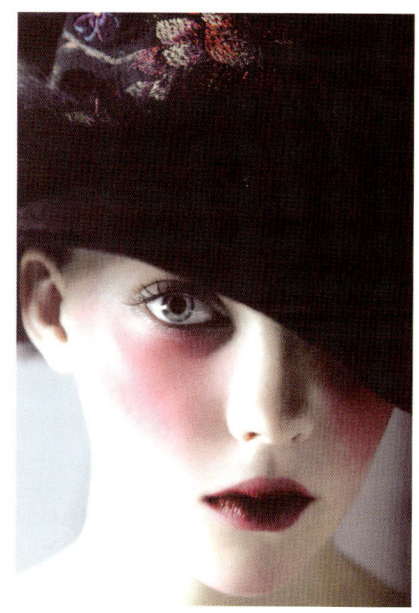

옛것에 대한 향수를 자아내는 로맨틱한 경향의 패션을 노스탤직이라고 한다. 주로 민속적인 스타일의 의상이나 장식적인 경향의 수공예 등이 현대 디자인에 가미되어 유행하는 것을 말하기도 한다. 20년대, 50년대, 60년대 등 예전에 좋아던 시대를 다시금 연상케 하는 디자인으로, 최근 유행하는 레트로 풍과 유사하다 볼 수 있다.

―미네트(Minette)

미네트는 프랑스어로 '멋을 내는 젊은이', '소녀'를 뜻한다. 패션에서의 미네트는 가벼운 마음으로 골치 아프게 생각하지 않고 생활을 즐기는 사람으로, 새롭고 멋있는 것이라면 적극적으로 수용하는 사람들의 패션을 의미한다. 미네트는 로맨틱 이미지 중에서도 청순하고 발랄한 분위기의 패션으로, 로맨틱한 소녀들의 공상과 동화의 세계를 연상시키는 약간 유머러스하고 사랑스러운 스타일이 많다.

―이노센트(Innocent)

청순함과 청초함을 느끼게 하는 소녀적 패션을 이노센트라 부른다. 유행에 관계 없이 얌전하고 청순한 여학생의 이미지로 20대 전후 여성에게 어울리는 패션이다. 로맨틱하며 전원적이면서도 도시적 감각이 겸비되어 있다. 최근의 이노센트 패션은 참신한 멋을 강조하기 때문에 단정함보다는 발랄함을 중요시하면서 개성 있는 멋을 추구하고 있다.

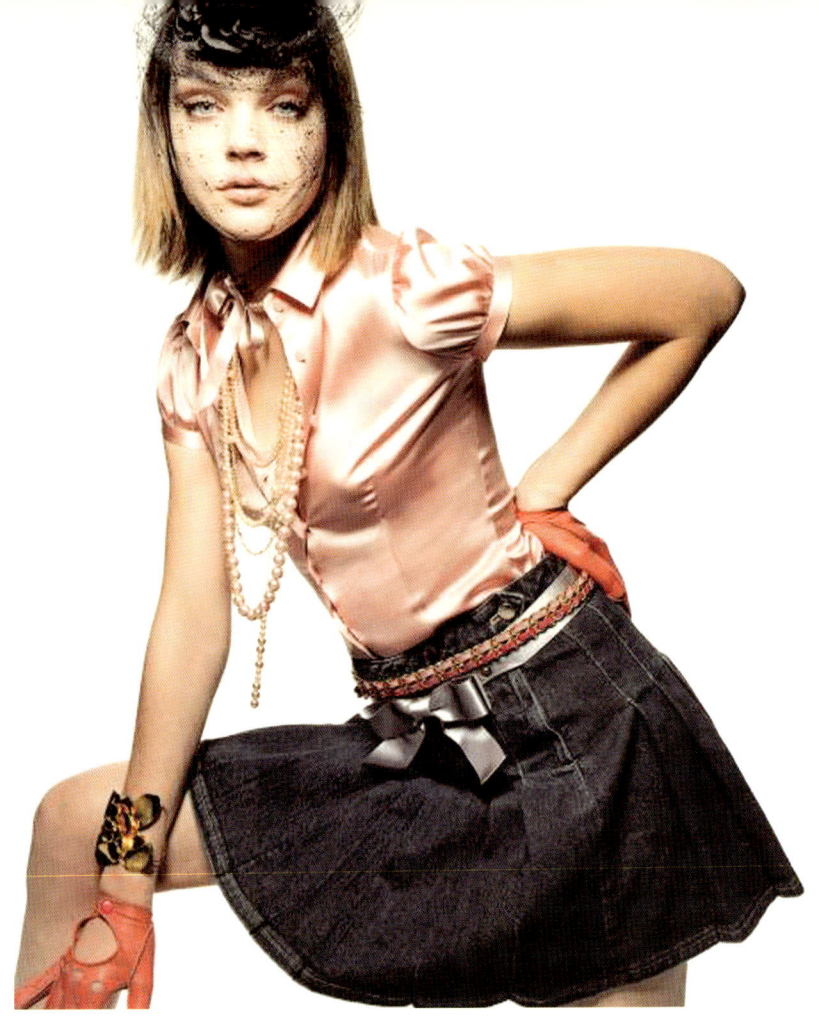

―메르헨(Marchen)

　메르헨은 독일어로 '동화'라는 뜻이다. 공상적이고 비현실적인 어린이를 위한 서사 문학으로 널리 우화나 옛날이야기도 포함된다. 패션에서의 메르헨은 동화나 환상적인 이야기에 나오는 주인공의 캐릭터를 응용하거나 이와 같은 분위기를 살린 아동 취향의 의상을 말한다. 동화같이 로맨틱하고 공상적인 디자인을 나타낸 의복의 총칭으로, 스웨터나 티셔츠 등에 프린팅이나 패치워크를 통해 동화적인 분위기를 나타낸다.

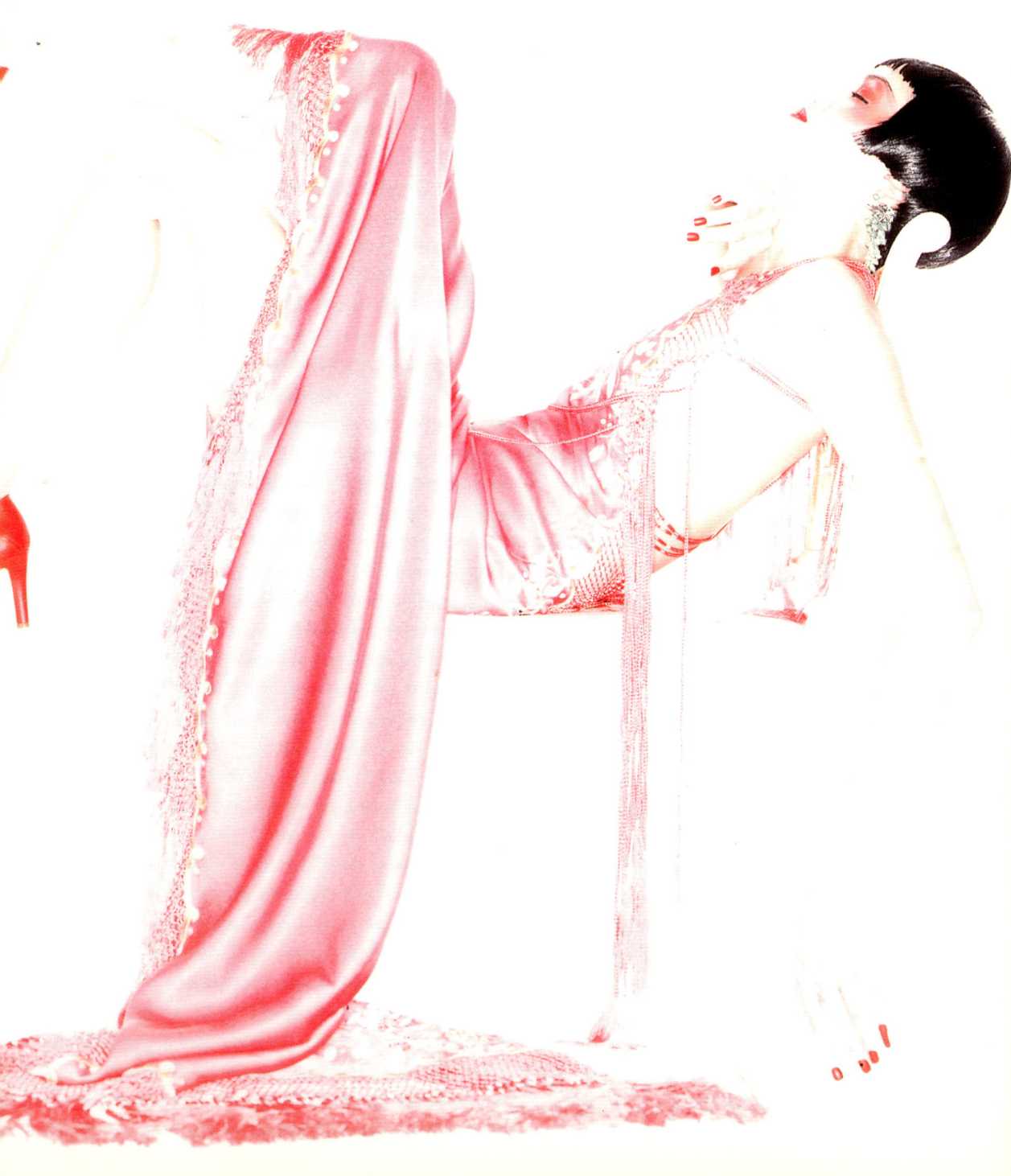

로맨틱 이미지 워킹

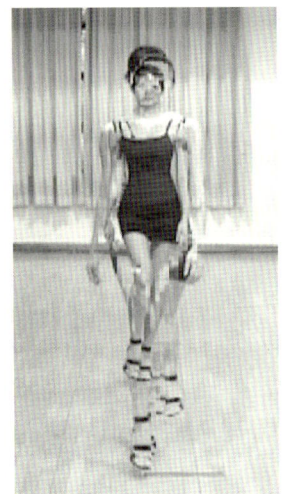

박순희 워킹 정면

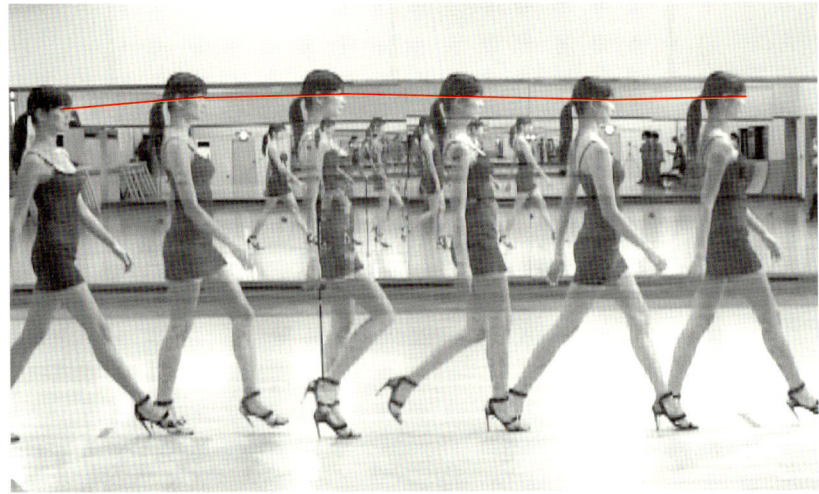

박순희 워킹 움직임 변화

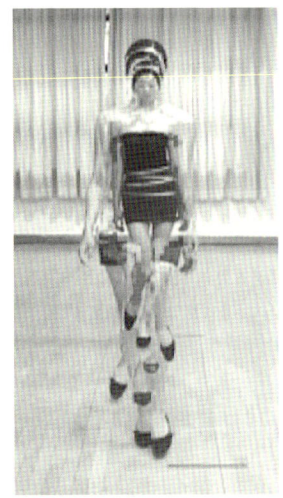

최은선 워킹 정면

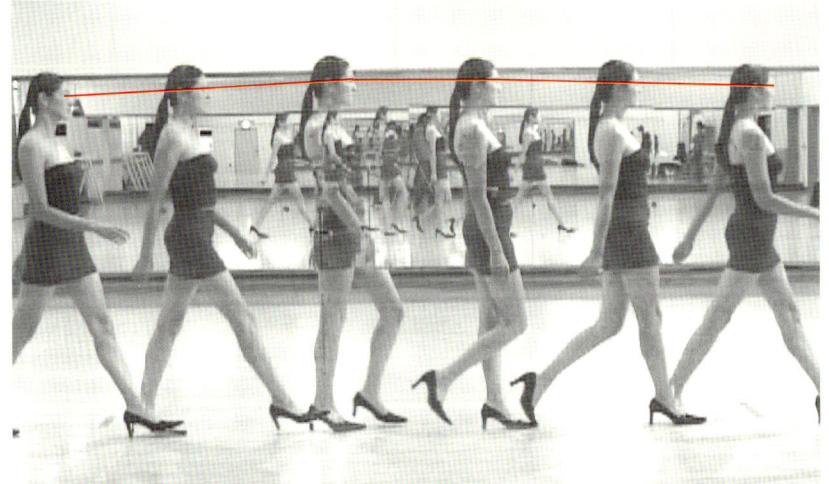

최은선 워킹 움직임 변화

	보폭(m)	무릎(오른발 기준) top높이(m)	팔의 움직임(m)	속도(m/s)
박순희	1.04	0.77	0.49	1.58
최은선	1.09	0.75	0.69	1.77

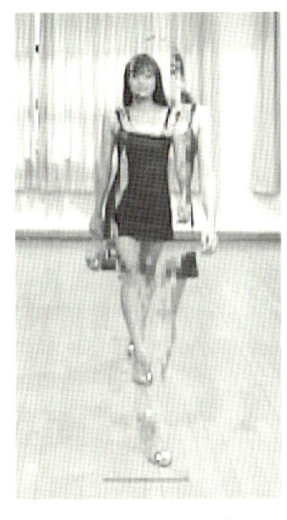

엽설화 워킹 정면

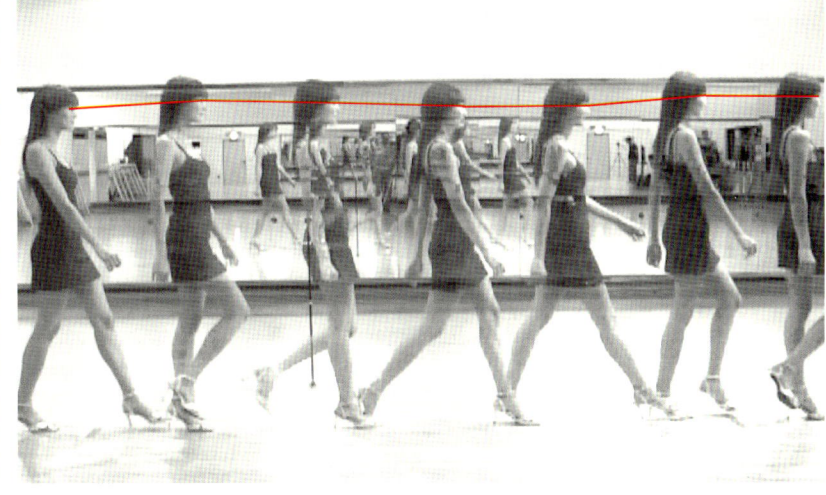

엽설화 워킹 움직임 변화

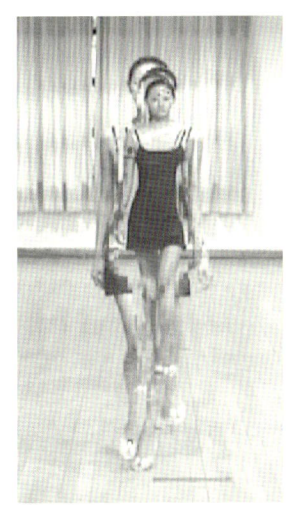

허보미 워킹 정면

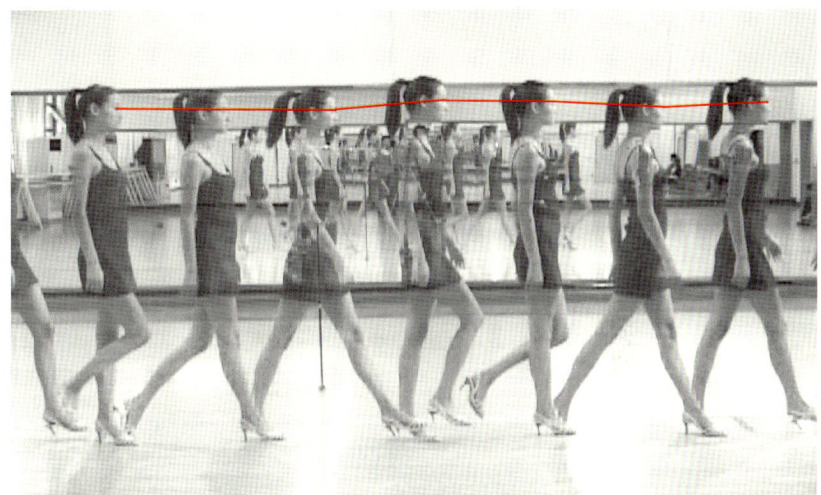

허보미 워킹 움직임 변화

**김동수가 제안하는
로맨틱 이미지 워킹법**

사랑의 감정으로 산들바람, 꽃, 나뭇잎, 노을 등을 연상한다. 워킹시 앞굽으로 걸으며, 팔은 가볍게 보폭은 좁은 듯하게.

	보폭(m)	무릎(오른발 기준) top높이(m)	팔의 움직임(m)	속도(m/s)
엽설화	0.98	0.72	0.46	1.57
허보미	0.93	0.76	0.23	1.34

매니시 MANNISH

매니시 이미지(Mannish Image)

자립심이 강한 여성이 지니는 감성을 표현한 이미지로 남성적인 느낌의 재킷이나 팬츠, 셔츠, 단화 등이 이에 속한다. 특히 페미닌한 감각을 지닌 매니시 룩을 표현하는 것이 요즘의 경향으로 댄디(Dandy), 마린(Marine), 밀리터리(Military) 분위기의 패션 등이 포함된다.

남성복 전형인 테일러드 재킷이나 슬랙스 차림의 짙은 회색, 올리브 그린, 감색 등의 탁한 색조와 그 외 베이지, 카키, 검정 등을 조화시켜 차분한 분위기를 연출한다.

과거의 매니시 룩과는 달리 현대 패션에서의 매니시는 여성다움을 그대로 드러내면서도 강하고 당당함을 표현하는 스타일로, 남성복의 아이템에 여성스러운 실루엣을 보여주거나 레이스 장식이나 밝은 색상을 사용하여 남성의 강함 속에 여성의 부드러움과 섹시함을 동시에 느끼게 하는 스타일로 전환되었다.

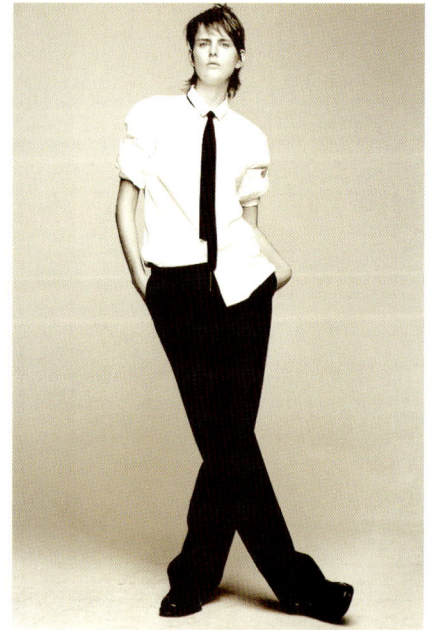

가장 기본적인 와이셔츠와 슈트의 팬츠 차림에 넥타이만으로도 충분히 매니쉬한 느낌을 줄 수 있다. 좀더 직접적인 남성 이미지를 위해 셔츠의 한쪽을 빼주어 반항적이고 거친 느낌을 준다.

─댄디(Dandy)

댄디는 '멋쟁이 신사'라는 뜻으로 격식을 중요시하고, 멋내기에 신경을 쓰는 신사의 예복 스타일에 가까운 패션으로, 남성

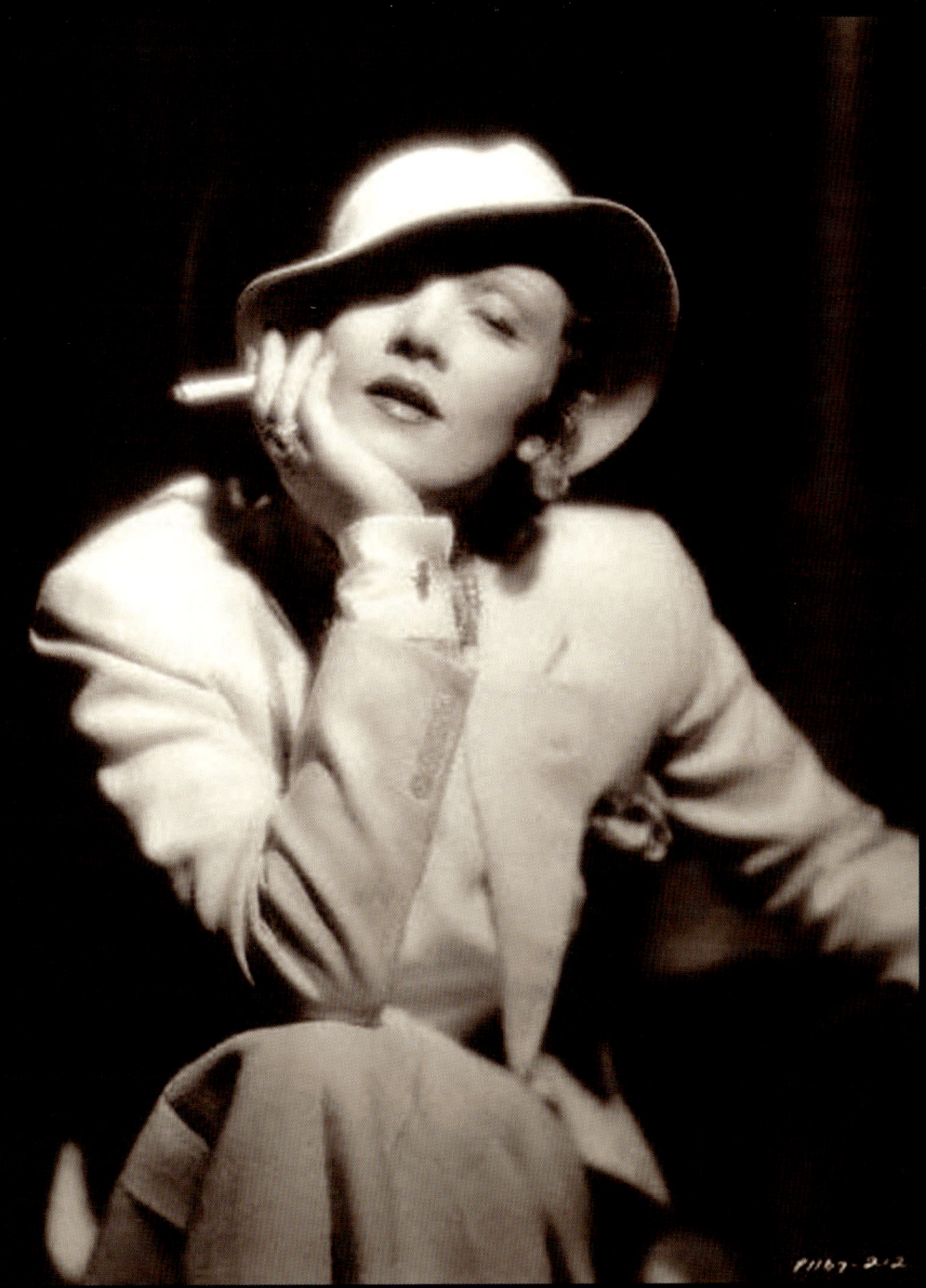

Marlene Dietrich(1901~1992)
독일 출신의 미국 영화 배우였던 메를린 디트리히는 관능적인 눈빛과 섹시한 분위기로 남성뿐 아니라 여성들에게도 도도하고 비밀스러운 양성적 매력으로 어필하였다.

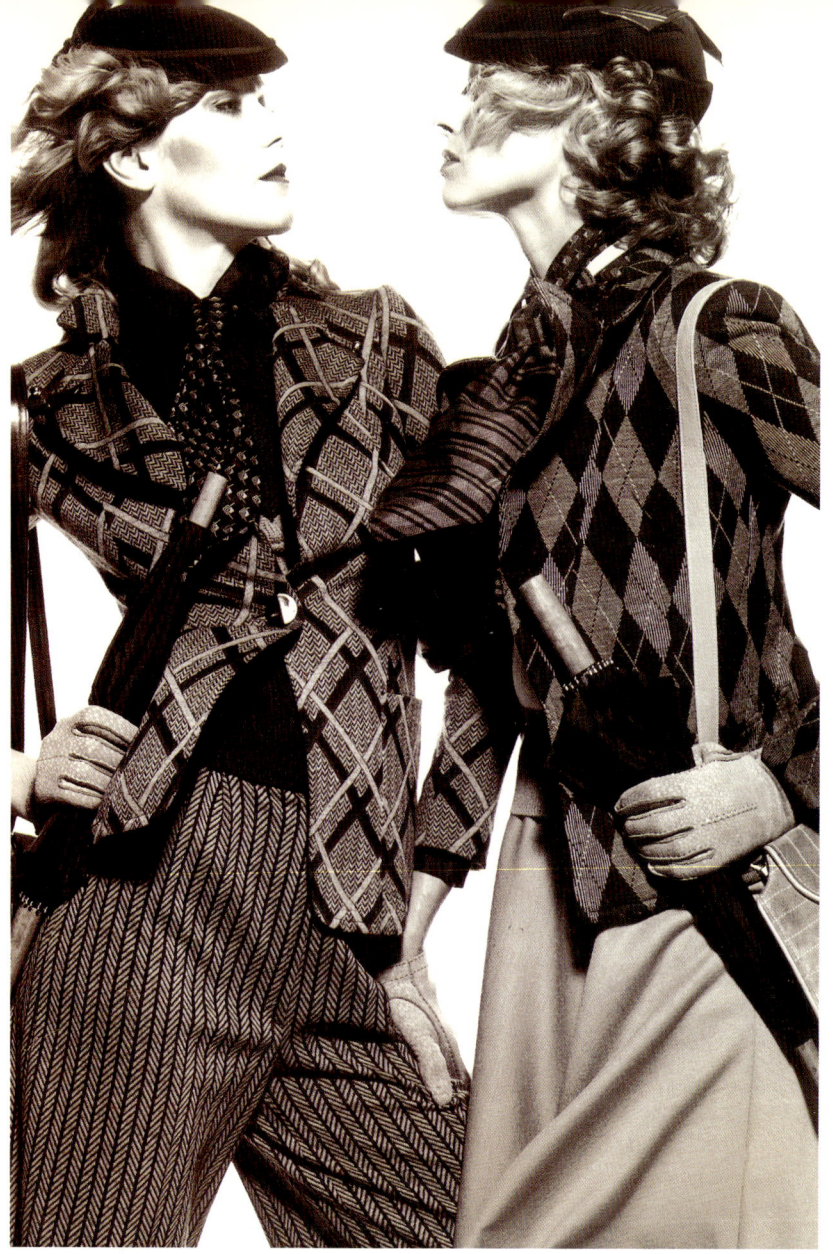

최근 댄디 스타일은 남성복을 그대로 반영하지 않고 그 안에서 여성의 성적 매력을 돋보이게 연출하고 있다. 깊게 패인 셔츠나 짧은 바지, 스커트에 화려한 문양의 패턴과 스모키 메이크업을 주로 코디시킨다.

취향의 클래식하고 중후한 멋을 가지고 있다. 반면, 여성의 경우 남성의 옷을 입음으로써 오히려 성적인 매력을 돋보이게 한다.

댄디는 완벽에 가까운 아름다움을 추구하는 사람들의 패션으로, 최고급의 옷감과 값진 액세서리를 사용하며 드레스 셔츠에 넥타이와 동일한 옷감의 슈트, 베스트, 코트를 사용하여 통일감을 줄 수 있도록 멋을 창출

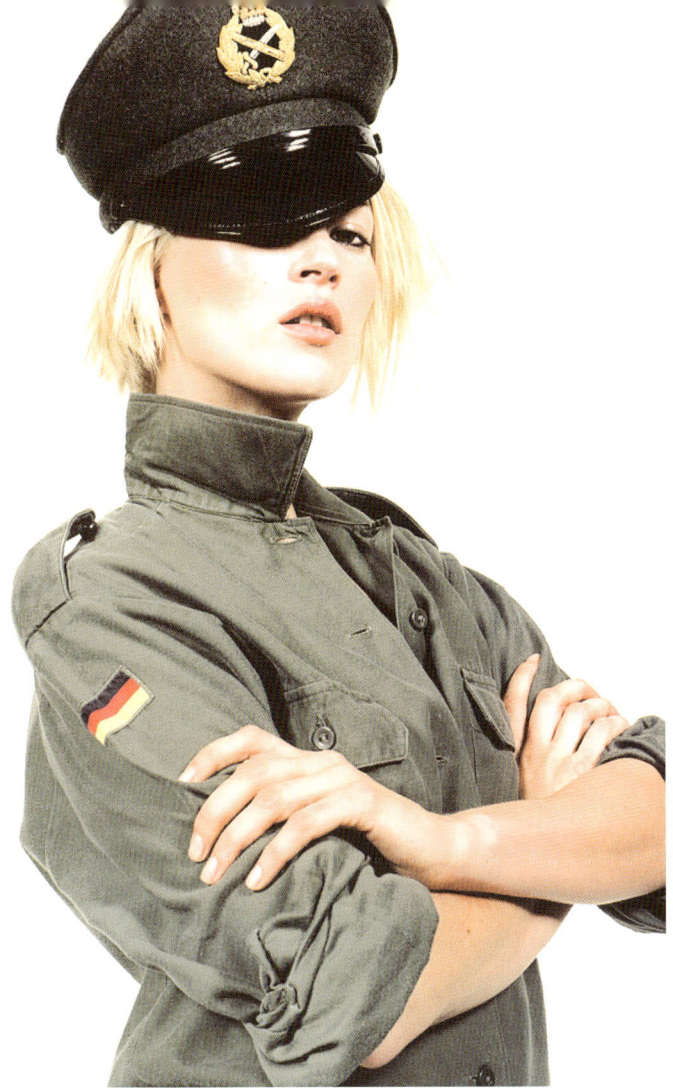

머린 룩과 밀리터리 룩은 상징성이 강한 액세서리 하나만으로도 연출이 가능하다. 독일 장교의 군모를 비스듬히 쓰고 셔츠의 단추 두서너 개만 풀어주어도 밀리터리 룩의 느낌과 함께 여성의 섹시함을 강조할 수 있다. 밀리터리 룩이 강하고 도발적인 섹시함을 표현한다고 한다면 머린 룩은 귀엽고 여성스러운 섹시함으로 표현된다.

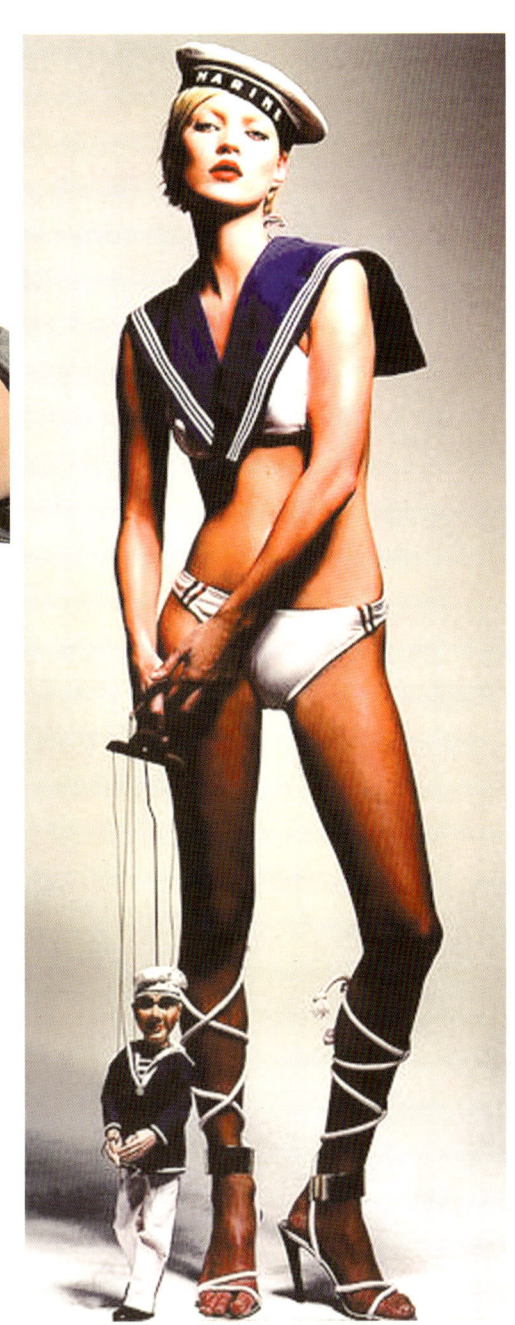

하고 있다.

―머린(Marine)

머린은 '바다', '해군'을 의미하며, 해군 복장과 비슷한 스타일로 해군 사관 생도가 입는 세일러 스타일을 비롯하여 수병, 수부, 선원, 선장 등의 제복을 패션화한 것이다. 세일러 룩, 네이비 룩, 미디 룩이라고도 부르며, 여성 패션으로서의 머린은 세일러 칼라와 세일러 캡, 해군 장교 스타일의 복장, 통이 넓은 바지, 짧은 플리츠 스커트, 바다를 연상시키는 스트라이프의 배합 등으로 연출할 수 있다.

흰색·파랑 등 선명한 색상의 상의에 짧은 플리츠 스커트를 매치시키거나, 칼라와 소매 끝에 한두 줄의 선 장식이 들어간 상의에 통바지를 입고, 여기에 밝은 색상의 모자와 가방, 신발 등을 함께 착용하면 귀엽고 발랄한 분위기를 준다.

―밀리터리(Military)

밀리터리 룩은 군복을 연상시키는 색상과 디자인, 액세서리 등으로 직선적이고 기능적이며 활동적인 이미지를 표현한 패션이다. 패치 포켓이나 아코디언 포켓, 에폴레트(견장), 엠블럼(상징), 훈장 등을 달아 군복의 이미지를 강조하고, 여기에 크고 묵직한 구두, 반짝거리는 금속 단추를 달아 남성적인 느낌을 주면 밀리터리 룩을 연출할 수 있다. 이와 함께 대담한 얼굴 표정으로 사람들의 시선을 유도하는 것이 효과적이다.

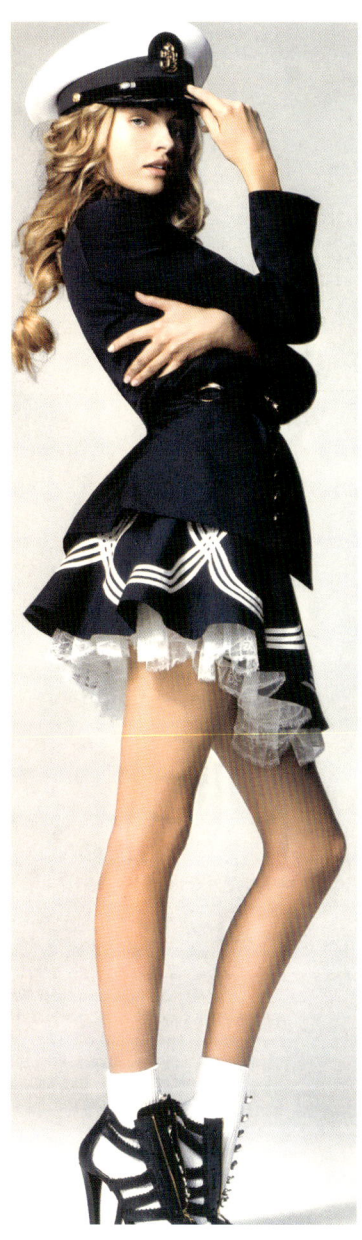

곤색의 짧은 플레어 스커트에 흰색 스트라이프가 들어간 스커트와 모자의 머린 룩에 단 아래로 흰색 레이스가 보이도록 코디하여 더욱 발랄하면서도 여성스러운 느낌을 준다.

매니시 이미지 워킹

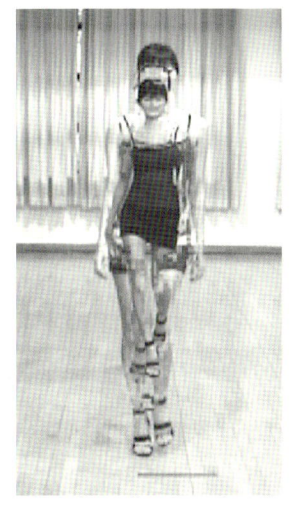

박순희 워킹 정면

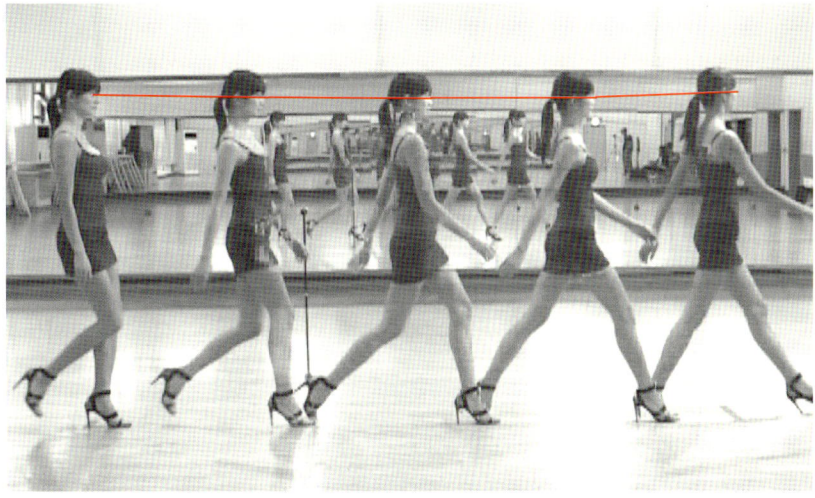

박순희 워킹 움직임 변화

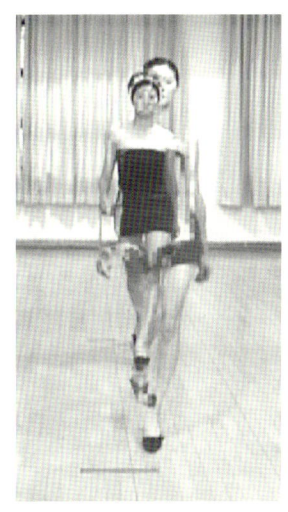

최은선 워킹 정면

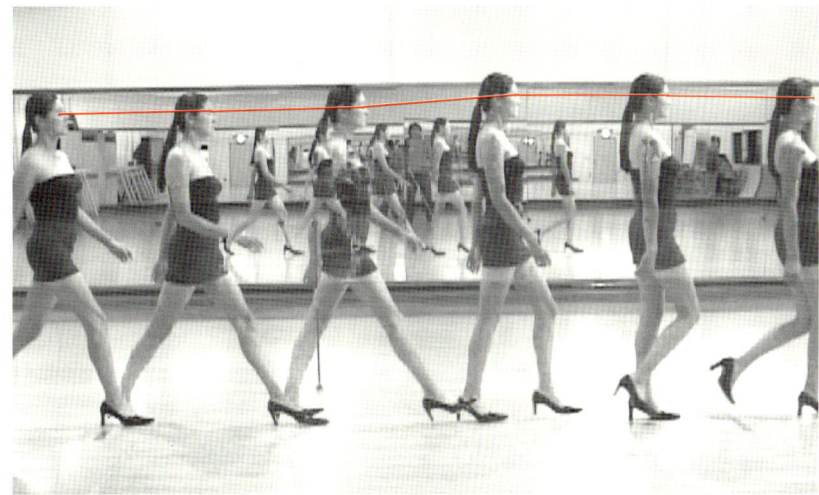

최은선 워킹 움직임 변화

	보폭(m)	무릎(오른발 기준) top높이(m)	팔의 움직임(m)	속도(m/s)
박순희	1.15	0.78	0.80	2.03
최은선	1.11	0.68	0.51	1.87

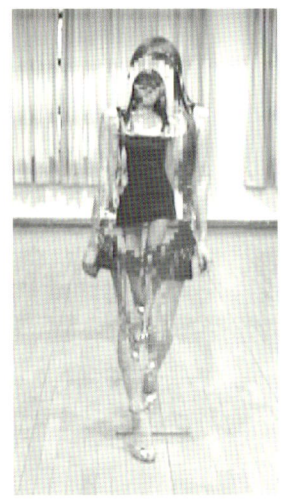

엽설화 워킹 정면

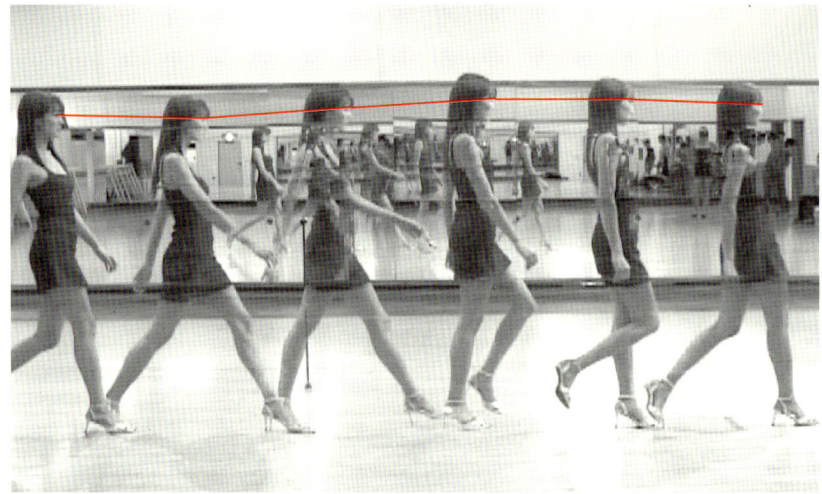

엽설화 워킹 움직임 변화

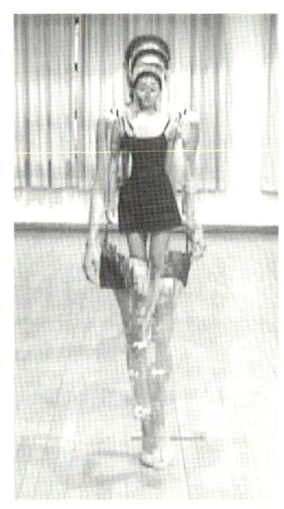

허보미 워킹 정면

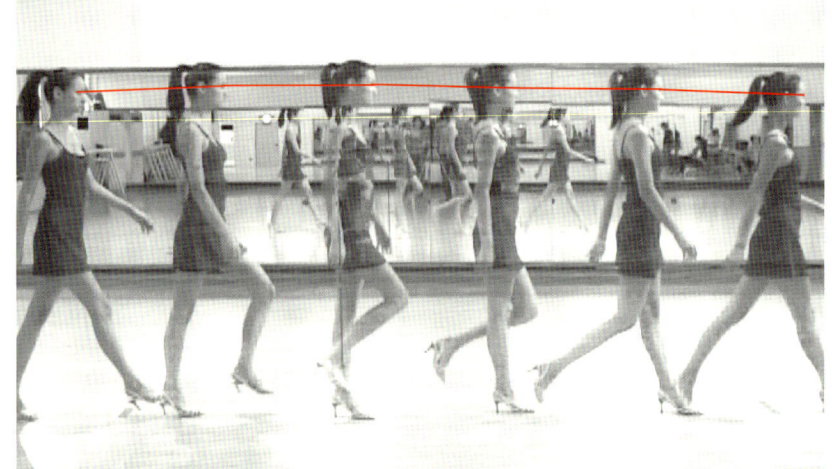

허보미 워킹 움직임 변화

**김동수가 제안하는
매니시 이미지 워킹법**

Power! Power! Power!!! 어깨·팔·무릎 등에 약간 힘을 주고, 보폭은 크고, 눈빛에도 힘을 준다.

	보폭(m)	무릎(오른발 기준) top높이(m)	팔의 움직임(m)	속도(m/s)
엽설화	1.08	0.77	0.75	1.72
허보미	1.04	0.78	0.63	1.76

에스닉 ETHNIC

에스닉 이미지 (Ethnic Image)

에스닉 이미지는 유럽을 제외한 세계 여러 나라의 민속 의상과 민족 고유의 염색·직물·패턴·자수·액세서리 등에서 영감을 얻어 디자인한 패션으로, 토속적이고 소박한 느낌을 주는 것이 특징이다.

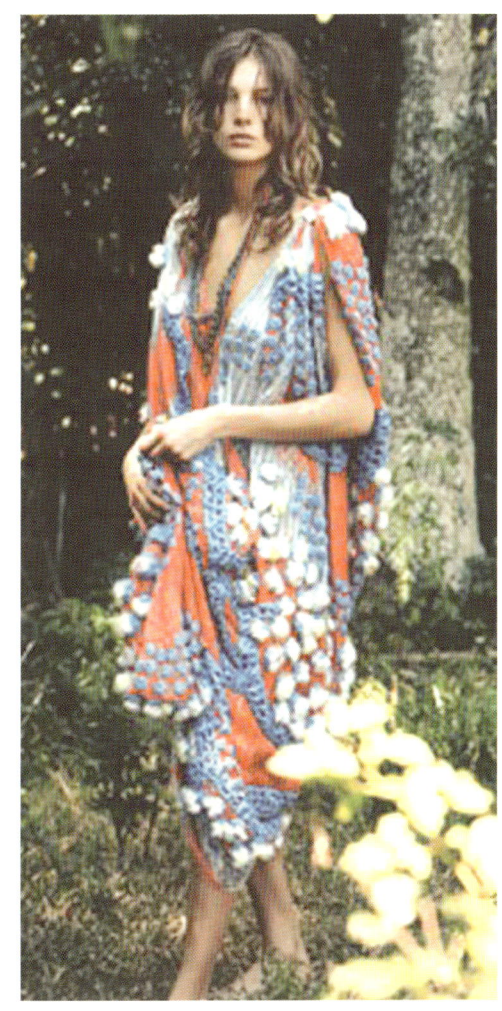

오리엔탈리즘, 이그조틱, 트로피컬, 포클로어 분위기의 패션이 포함된다. 그러나 최근 들어 에스닉 스타일은 지구촌이 모두 한동네라는 개념을 반영하듯 다양한 분위기가 믹스&매치되어 더욱 풍부한 감성을 표현하고 있다.

컬러풀하면서도 독특한 기하학적인 문양의 현란한 프린트, 자연스럽고 우아한 선으로 더욱 돋보이는 자연 소재들. 다른 문화권에서 얻은 영감과 풍부한 아이디어로 에스닉 패션은 발전하고 있다.

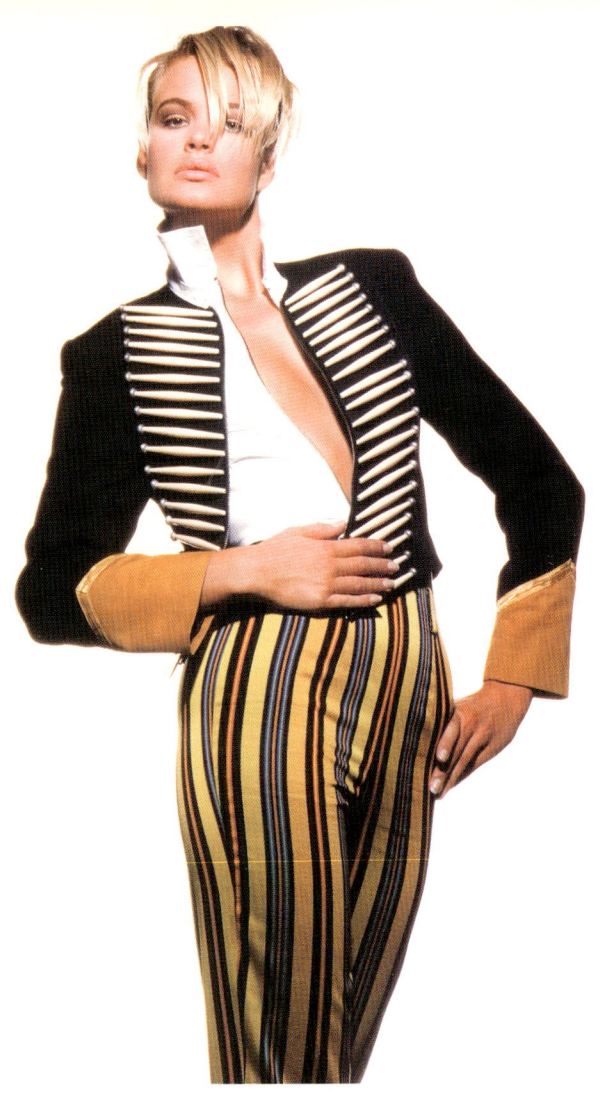
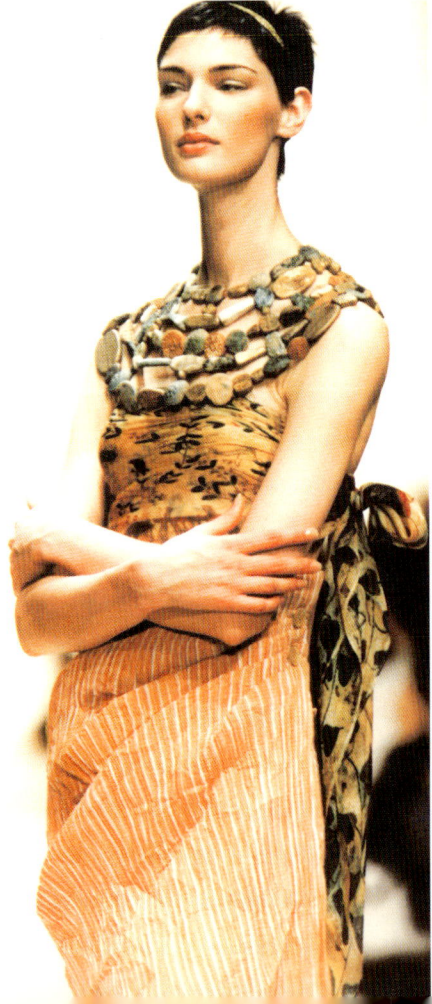

다양한 나라들의 민속복의 이미지들이 현대의 패션에서 에스닉으로 새로이 재탄생되고 있다

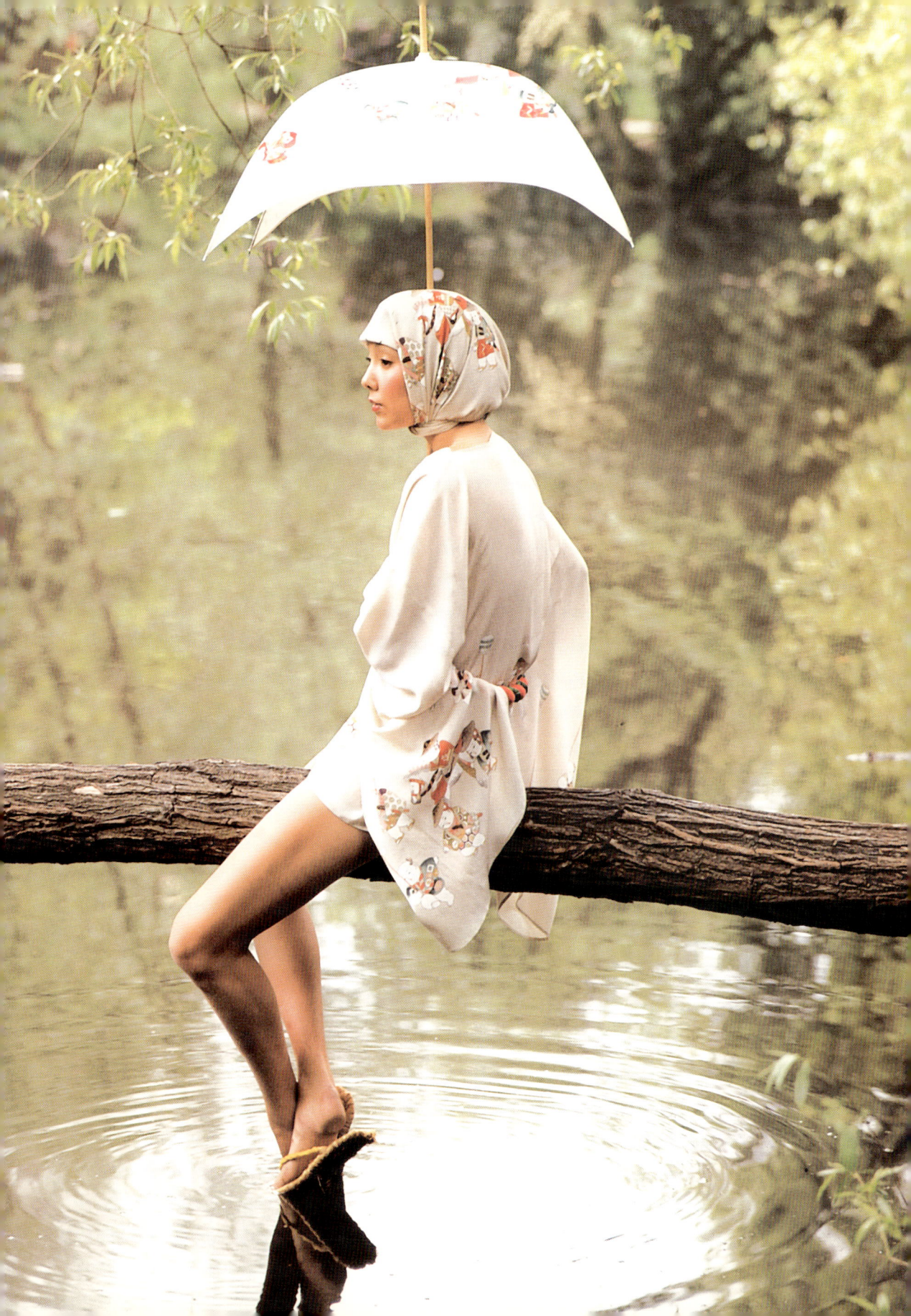

에스닉 이미지 워킹

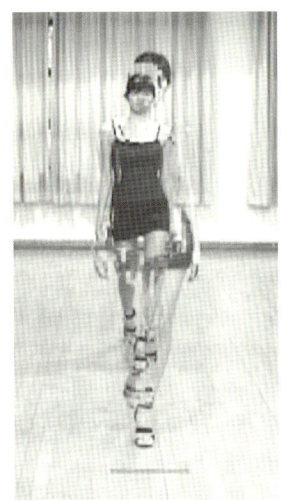

박순희 워킹 정면

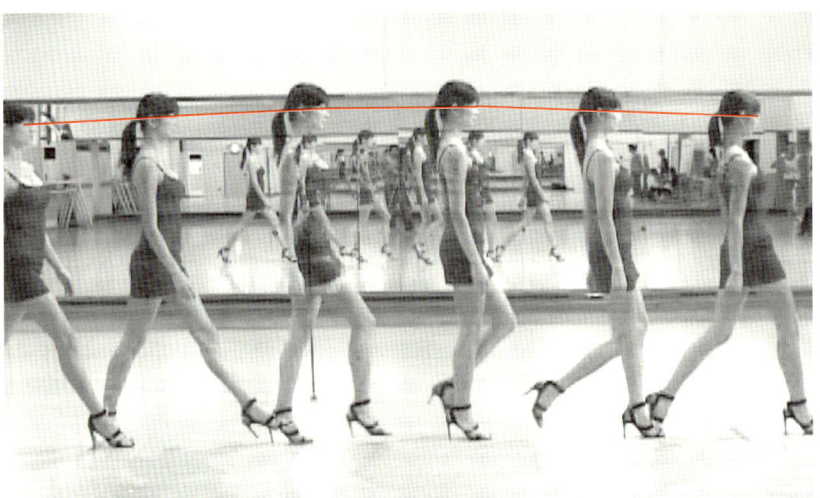

박순희 워킹 움직임 변화

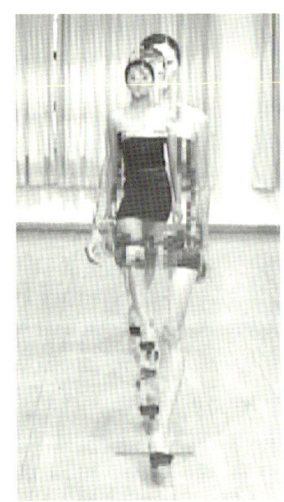

최은선 워킹 정면

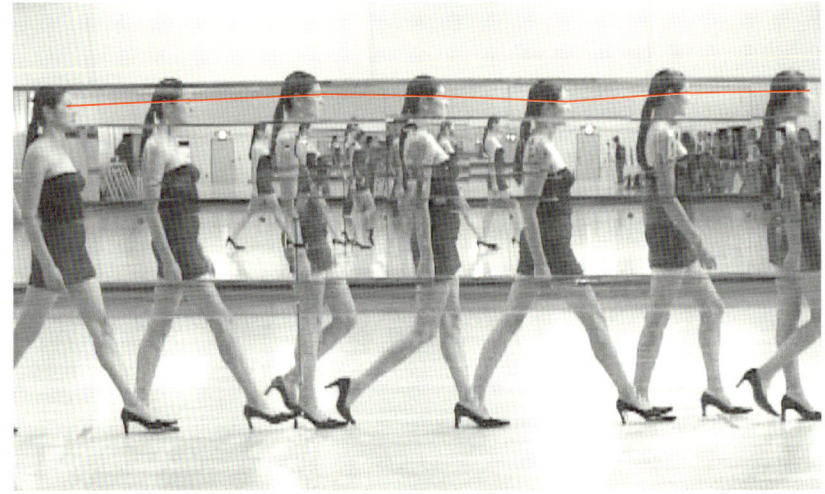

최은선 워킹 움직임 변화

	보폭(m)	무릎(오른발 기준) top높이(m)	팔의 움직임(m)	속도(m/s)
박순희	1.08	0.77	0.36	1.77
최은선	1.03	0.68	0.24	1.52

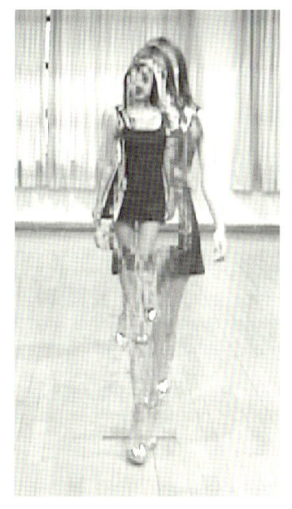
엽설화 워킹 정면

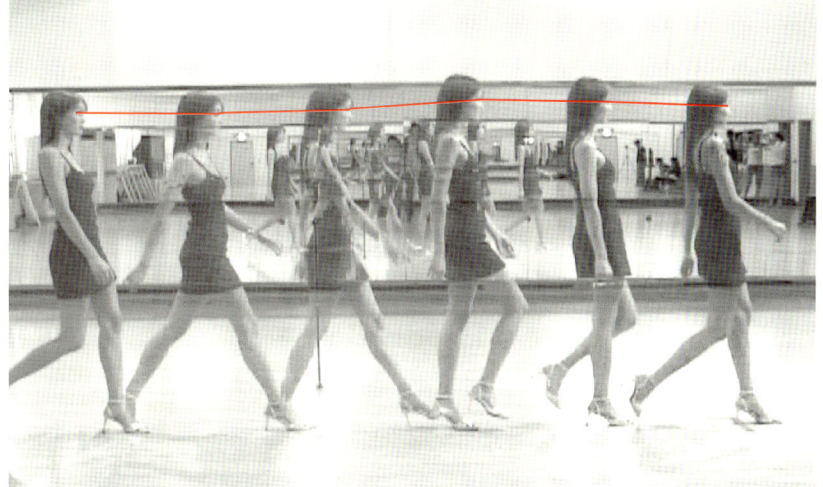
엽설화 워킹 움직임 변화

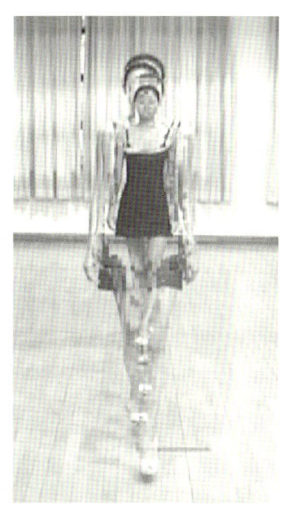
허보미 워킹 정면

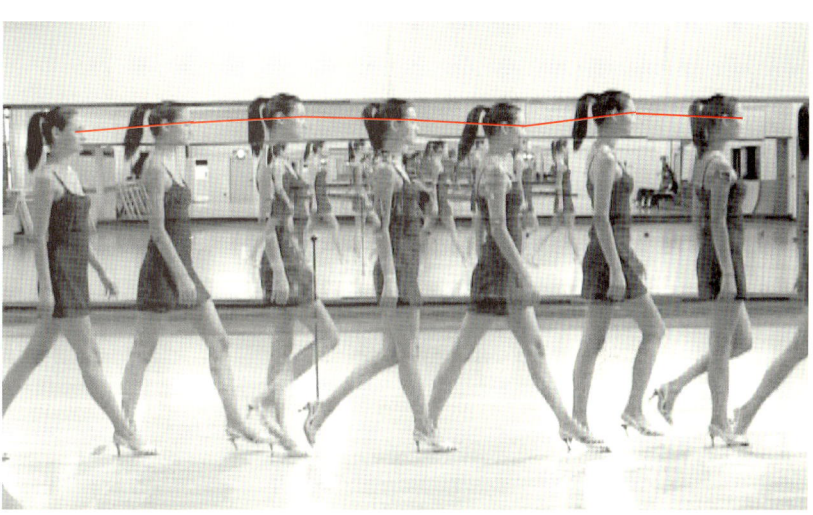
허보미 워킹 움직임 변화

김동수가 제안하는 에스닉 이미지 워킹법

이국적인……
광활한 대자연 속으로……

	보폭(m)	무릎(오른발 기준) top높이(m)	팔의 움직임(m)	속도(m/s)
엽설화	0.98	0.76	0.69	1.59
허보미	0.93	0.76	0.16	1.33

액티브 ACTIVE

액티브 이미지(Active Image)

경쾌하고 활동적인 느낌에 기능성을 가미한 액티브 이미지는, 단순한 디자인에서부터 밝고 선명한 색상을 이용한 디자인에 이르기까지 매우 다양한 스타일을 연출할 수 있다.

넓은 의미의 액티브 이미지에는 기능성을 중시하는 스포츠 웨어, 컨트리 이미지의 웨스턴 스타일, 현대 미술 사조의 팝 아트 등이 포함된다.

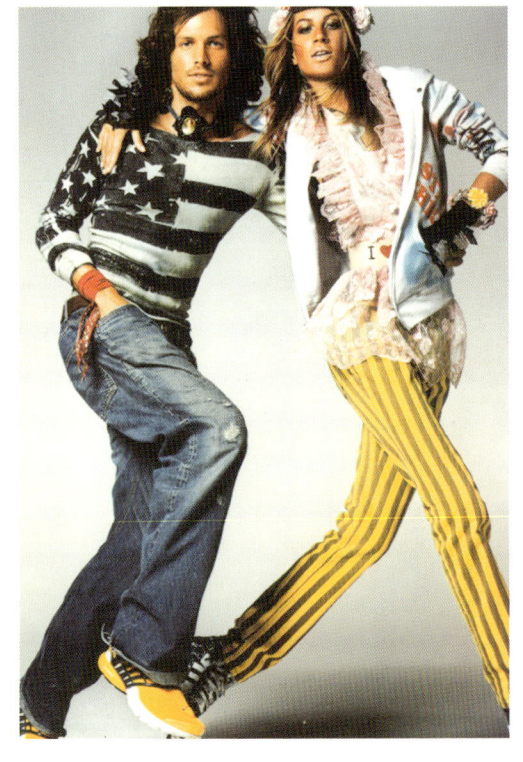

액티브 이미지의 스포츠 웨어가 평상복으로 널리 입혀지고 있는데, 고급 스포츠와 함께 귀여운 그림이나 대담한 글씨가 프린트되어 있는 티셔츠, 젊은이들 사이에서는 대담한 로고 티셔츠나 스니커즈, 지퍼 점퍼, 누빔(quilting), 패션 진, 다운 파카, 배낭 등이 인기 품목이다.

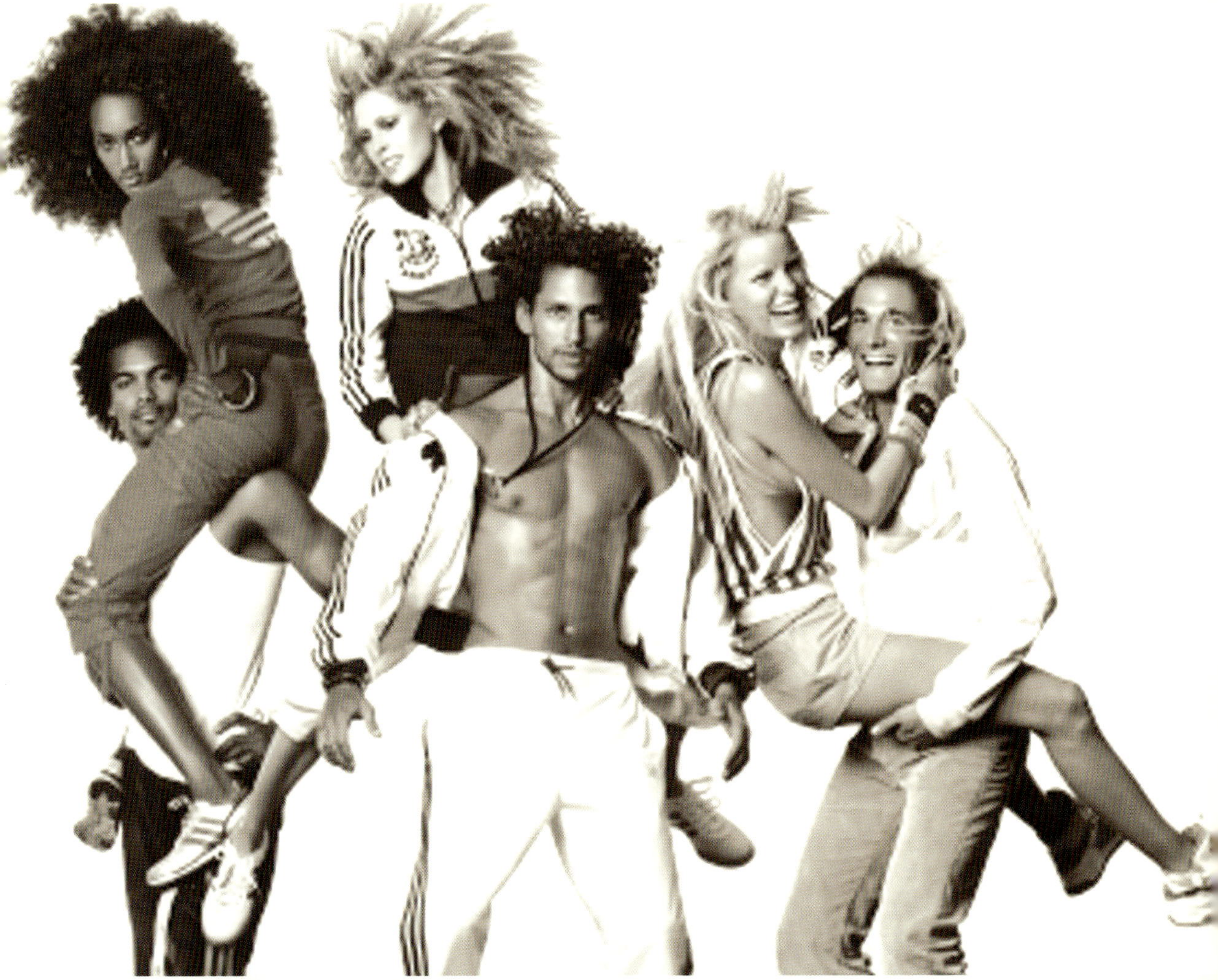

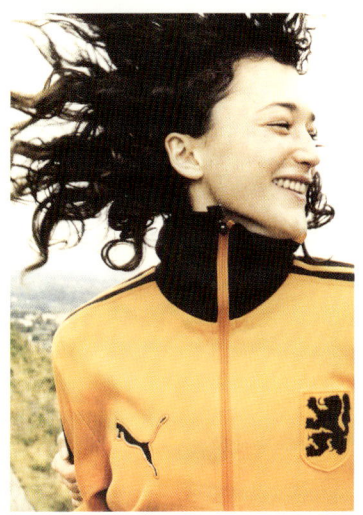

최근 들어 많은 전문 스포츠 웨어 브랜드들이 호황을 누리고 있다. 다양한 레저 활동을 즐기는 현대인들에 의해 예전에는 운동하는 사람들만이 입는 것이라고 생각하였던 스타일의 의류들이 일상복으로 입혀지고 있기 때문이다.

이러한 스타일은 일반 캐주얼에 비하여 강한 색상이나 커다란 브랜드 로고 등으로 패션성이 가미된 것으로, 남성복 · 여성복으로 크게 구분 짓지 않고 유니섹스 룩으로 젊은 층들에게 큰 호응을 얻고 있다.

역동적이고 자유스러운 분위기를 즐기는 액티브 스타일은 개개인의 개성과 활동성이 중요시된다.

액티브 이미지 워킹

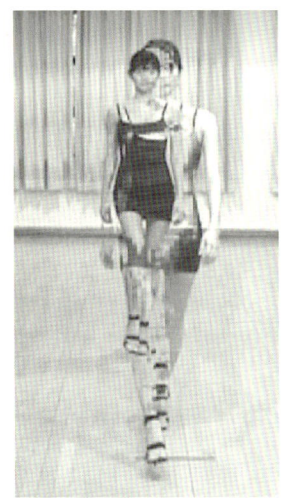

박순희 워킹 정면

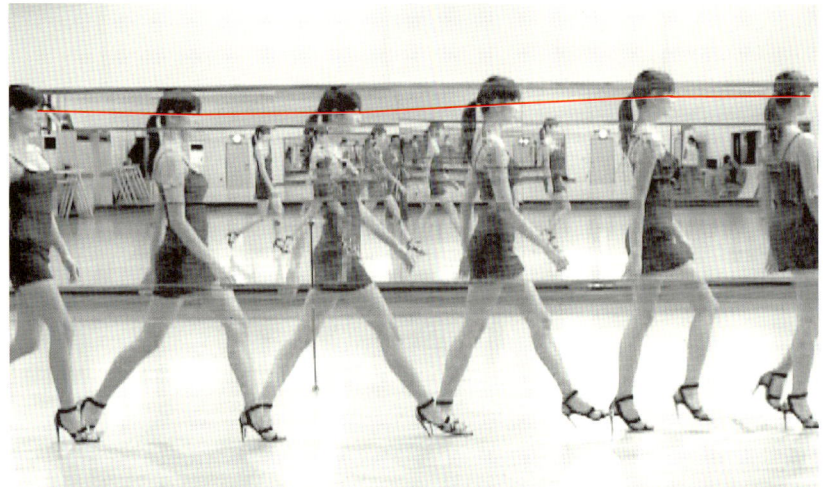

박순희 워킹 움직임 변화

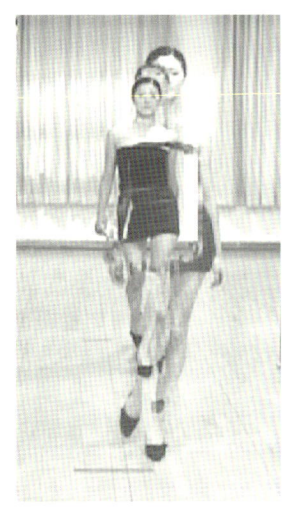

최은선 워킹 정면

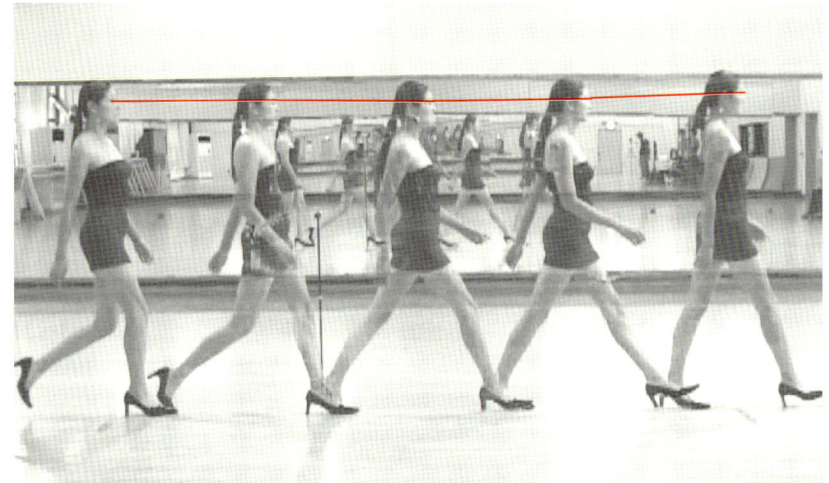

최은선 워킹 움직임 변화

	보폭(m)	무릎(오른발 기준) top높이(m)	팔의 움직임(m)	속도(m/s)
박순희	1.14	0.78	0.54	1.93
최은선	1.11	0.67	0.52	1.94

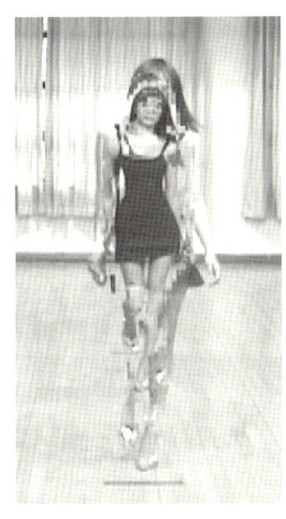

엽설화 워킹 정면

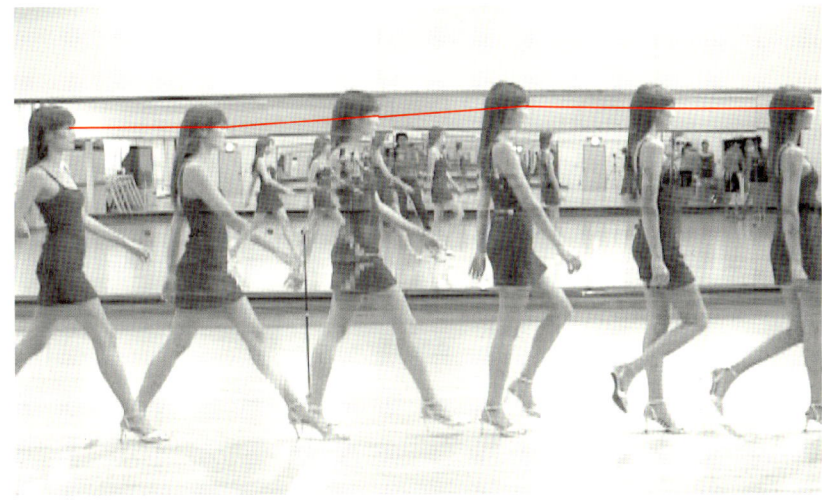

엽설화 워킹 움직임 변화

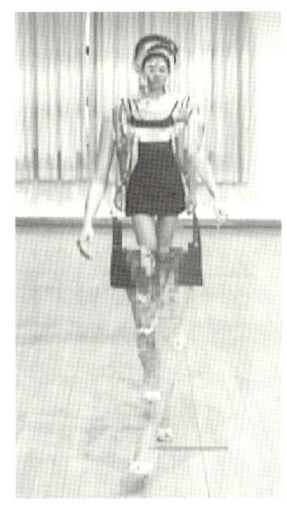

허보미 워킹 정면

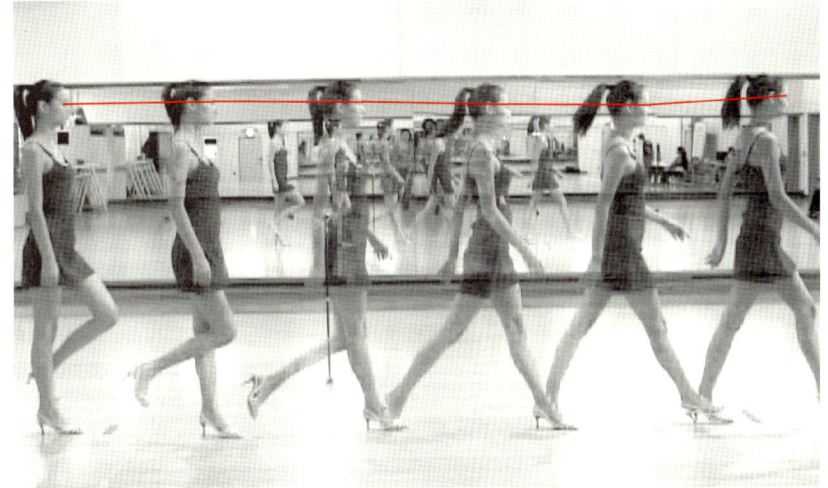

허보미 워킹 움직임 변화

김동수가 제안하는 액티브 이미지 워킹법

어깨나 팔, 다리의 율동이 활발할수록 좋다. 이때 고개가 같이 움직이면 더욱 좋고, 특히 얼굴의 역동적인 표정, 윙크, 키스, 건강한 스마일 등을 함께 하면 더욱 좋다.

	보폭(m)	무릎(오른발 기준) top높이(m)	팔의 움직임(m)	속도(m/s)
엽설화	1.11	0.77	0.82	1.89
허보미	1.02	0.80	0.48	1.74

클래식 CLASSIC

클래식 이미지(Classic Image)

클래식의 사전적 의미는 '고전적, 싫증이 나지 않는' 등의 뜻으로, 고대 그리스, 로마 시대의 스타일을 말하기도 한다. 그러나 현대 패션에서는 유행을 따르지 않는 스타일을 말한다.

　클래식 이미지에는 소박한 베이식 스타일과 클래식 스타일이 있다. 전자는 기본적인 스타일로서, 소박한 스웨터, 세미타이트 스커트, 재킷, 테

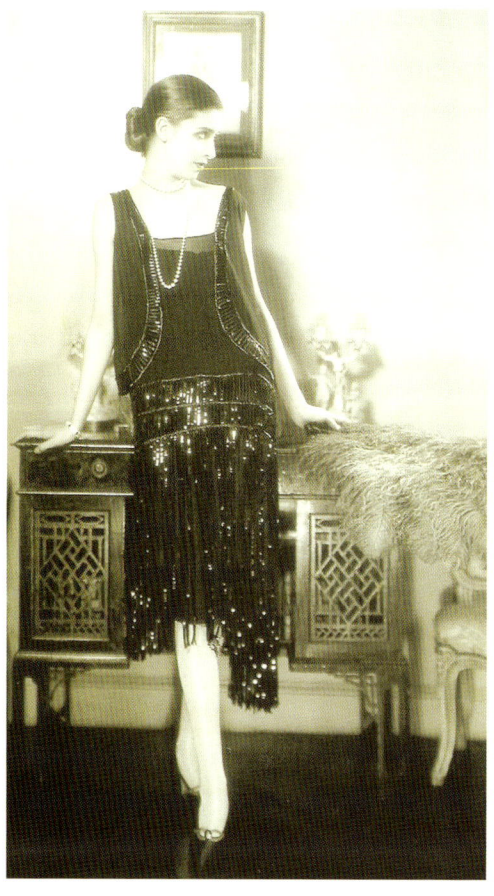
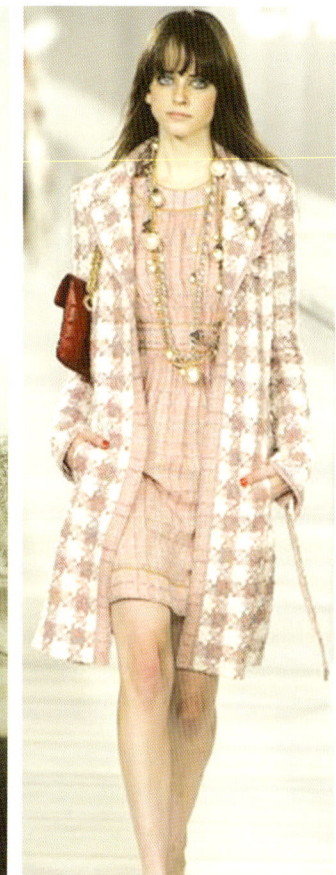

일러드 슈트, 트렌치 코트, 티셔츠, 청바지 등이 있다. 후자는 유행을 많이 따르지 않지만 최고급을 지향하는 스타일로서 샤넬 슈트와 같은 진품의 정장 차림인 오센틱 드레싱, 프레피 룩, 리치 룩 등이 있다.

클래식 감각은 90년대에 들어 새롭게 해석되어 누보 클래식, 또는 컨템퍼러리 클래식이라는 새로운 클래식 감각의 패션으로 나타났다.

과거의 피서지 스타일과 영국의 클래식 패션에 현대적인 감각을 살려 맵시 있게 착용하려는 것으로, 소재와 착용법을 변화시켜 보수성을 기본으로 하면서도 신선함을 느끼게 한다.

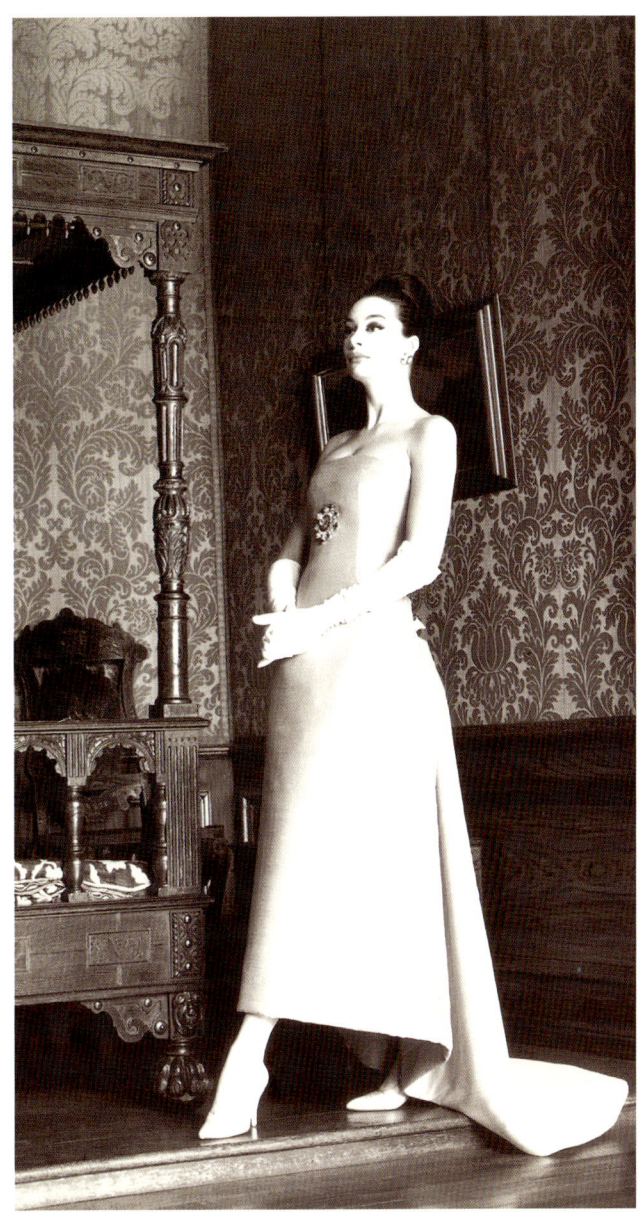

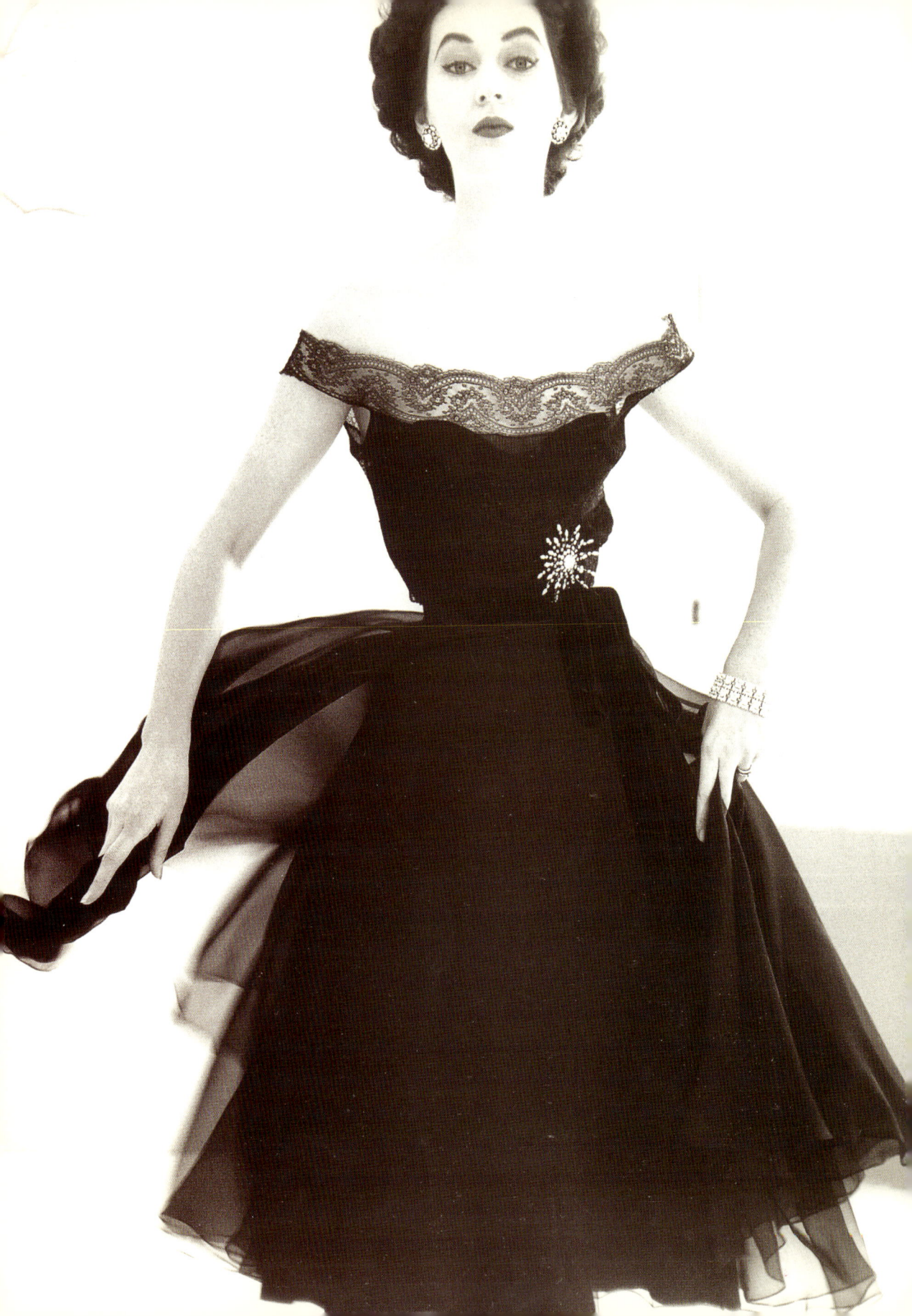

클래식 이미지 워킹

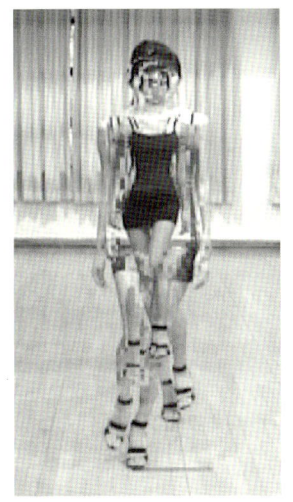

박순희 워킹 정면

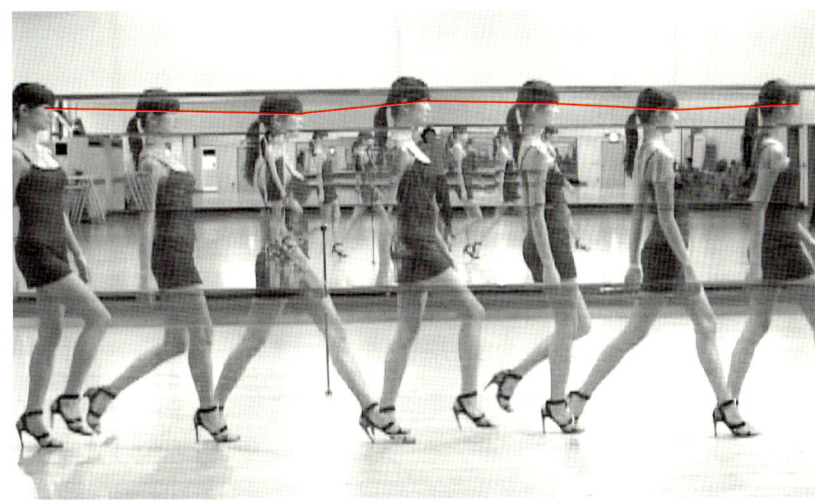

박순희 워킹 움직임 변화

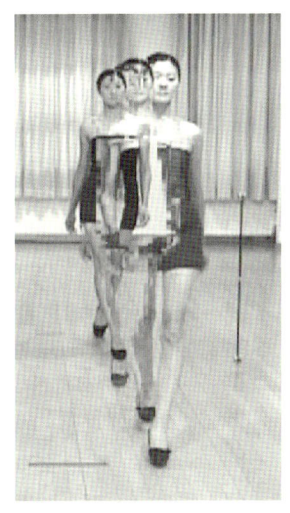

최은선 워킹 정면

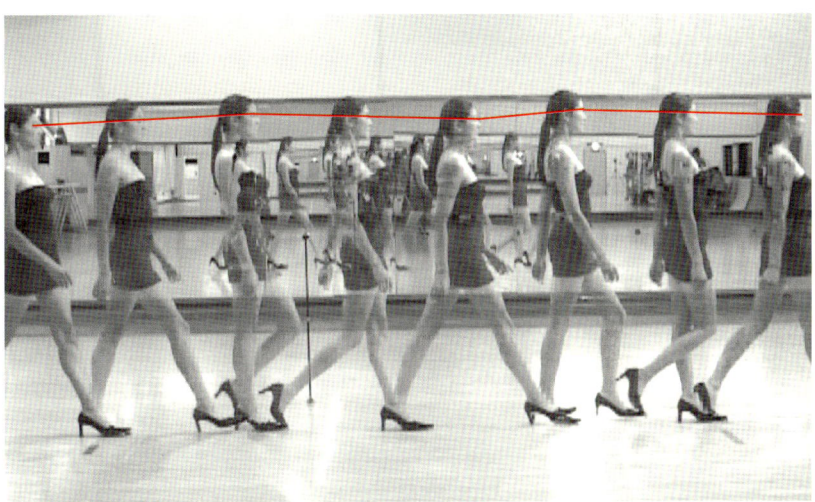

최은선 워킹 움직임 변화

	보폭(m)	무릎(오른발 기준) top높이(m)	팔의 움직임(m)	속도(m/s)
박순희	1.09	0.81	0.42	1.53
최은선	0.93	0.67	0.44	1.34

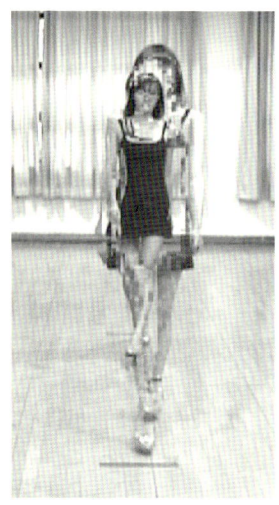

엽설화 워킹 정면

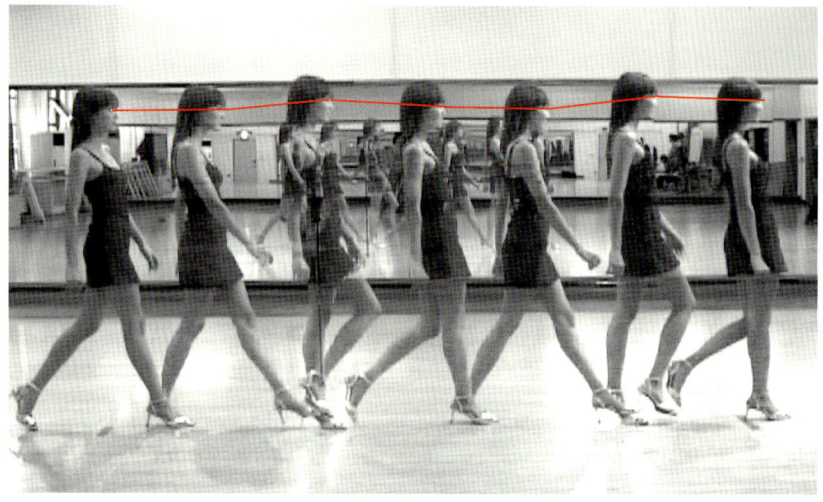

엽설화 워킹 움직임 변화

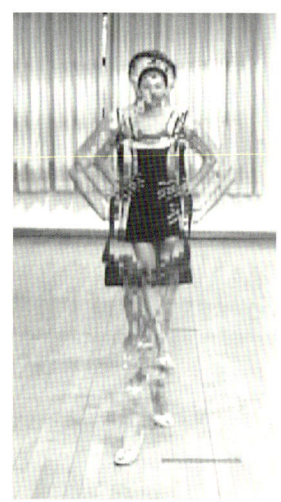

허보미 워킹 정면

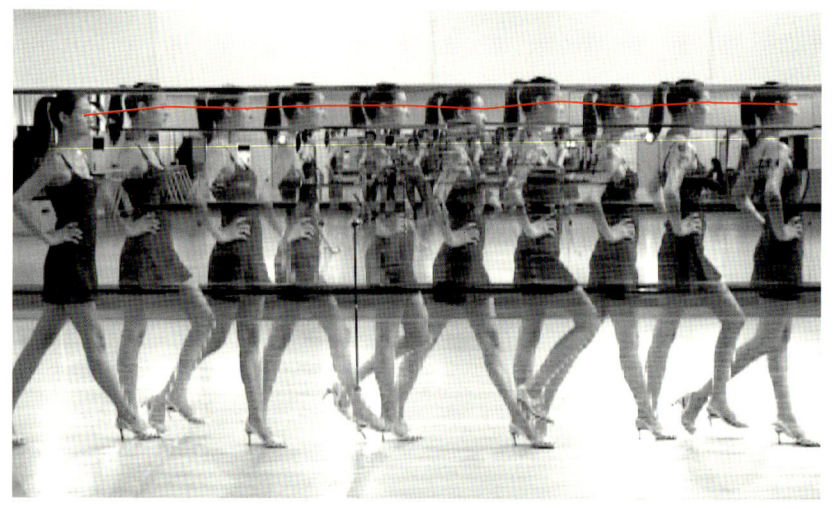

허보미 워킹 움직임 변화

김동수가 제안하는 클래식 이미지 워킹법

좁은 보폭. 우아한 눈빛과 입술 표정. 특히 손과 팔의 동작을 이용해 몸의 곡선을 최대한 이용한다.

	보폭(m)	무릎(오른발 기준) top높이(m)	팔의 움직임(m)	속도(m/s)
엽설화	0.94	0.73	0.41	1.31
허보미	0.83	0.83	0 (팔고정)	0.96

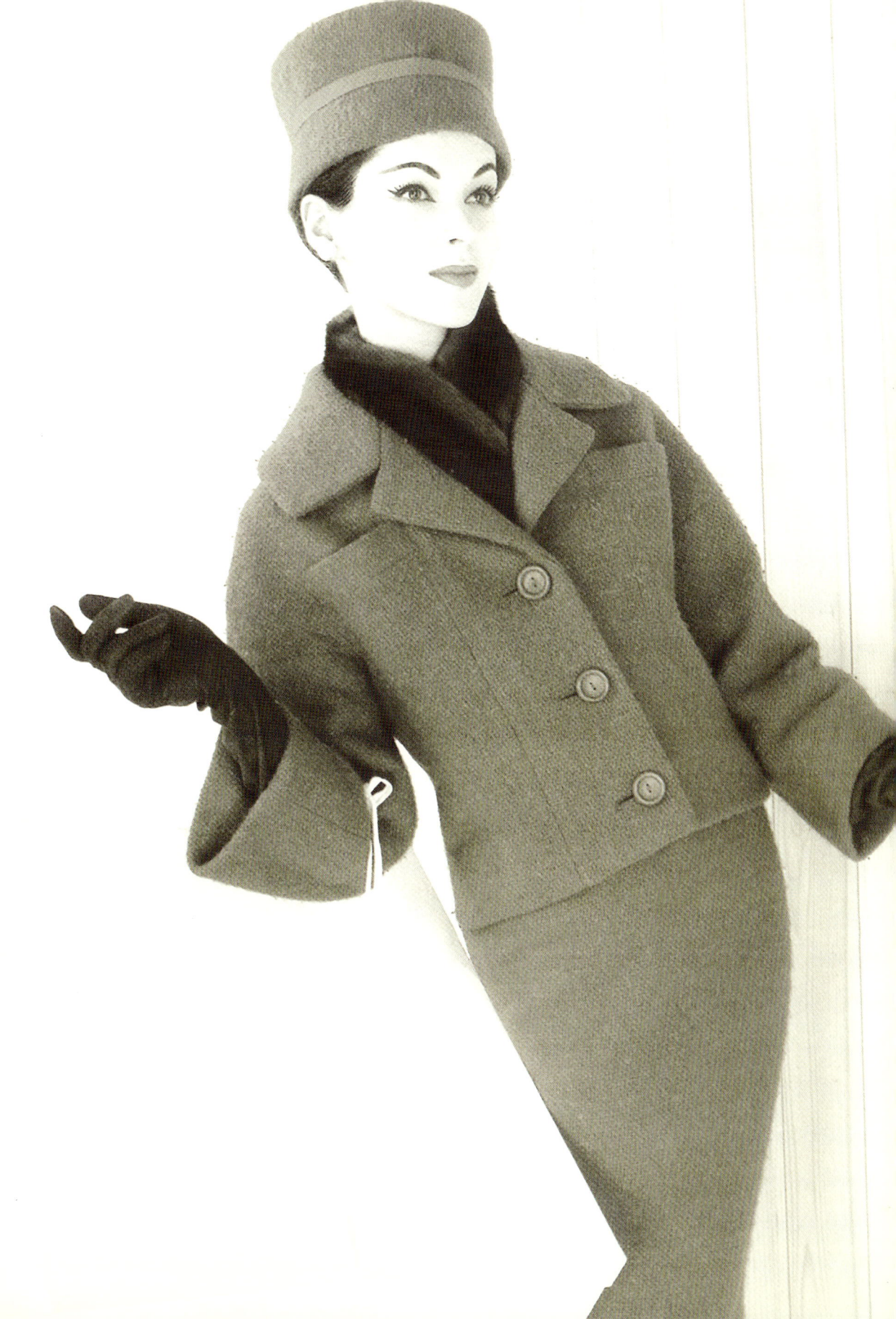

모델별 Profile & 워킹 분석표

박순희

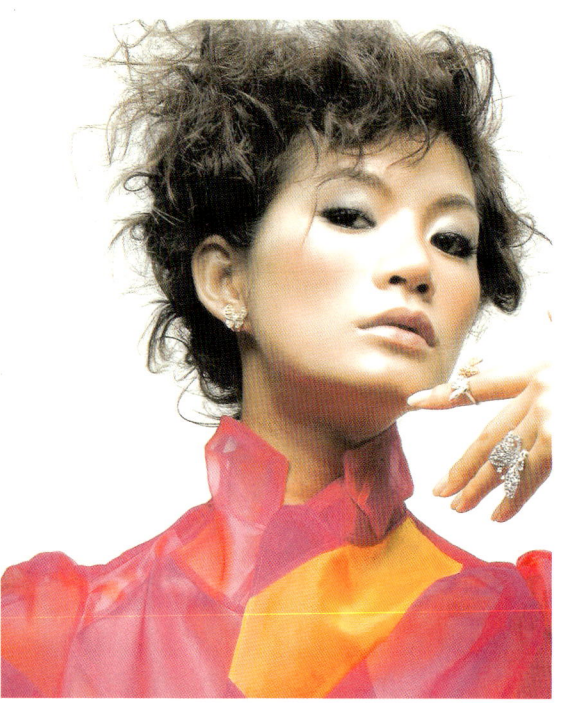

178 cm 34-24-35

QUA. MOOK, OLYMPUS, LG IBM 광고, 샤넬, 구찌, 프라다, 에르메스, DKNY 등 해외 유명 브랜드. 앙드레김, SEOUL COLLECTION, SFAA COLLECTION 그 외 다수의 패션쇼.

박순희 6가지 유형 이미지별 워킹 분석표

	보폭(m)	무릎(오른발 기준) top높이(m)	팔의 움직임(m)	속도(m/s)
내추럴 이미지	0.99	0.74	0.23	1.32
로맨틱 이미지	1.04	0.77	0.49	1.58
매니시 이미지	1.15	0.78	0.80	2.03
에스닉 이미지	1.08	0.77	0.36	1.77
액티브 이미지	1.14	0.78	0.54	1.93
클래식 이미지	1.09	0.81	0.42	1.53
평균	1.08	0.78	0.47	1.69

최은선

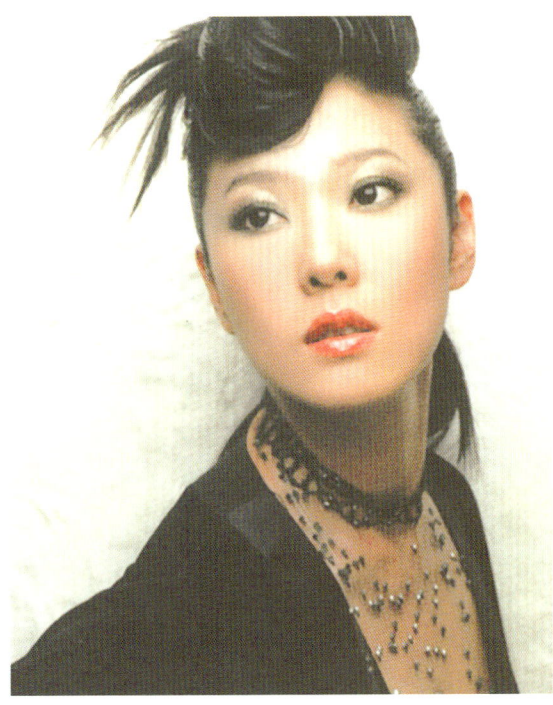

178 cm 33-25-36

SFAA, 최연옥, 로레알 S/S Trend, 김지해, SEOUL COLLECTION, Morement, 이영희, 서정기, 홍미화, BMW, 샤넬, 에르메스, 에스까다, 루이비통, 불가리 등 그 외 다수.

최은선 6가지 유형 이미지별 워킹 분석표

	보폭(m)	무릎(오른발 기준) top높이(m)	팔의 움직임(m)	속도(m/s)
내추럴 이미지	1.01	0.65	0.54	1.54
로맨틱 이미지	1.09	0.75	0.69	1.77
매니시 이미지	1.11	0.68	0.51	1.87
에스닉 이미지	1.03	0.68	0.24	1.52
액티브 이미지	1.11	0.67	0.52	1.94
클래식 이미지	0.93	0.67	0.44	1.34
평균	1.05	0.75	0.49	1.60

엽설화

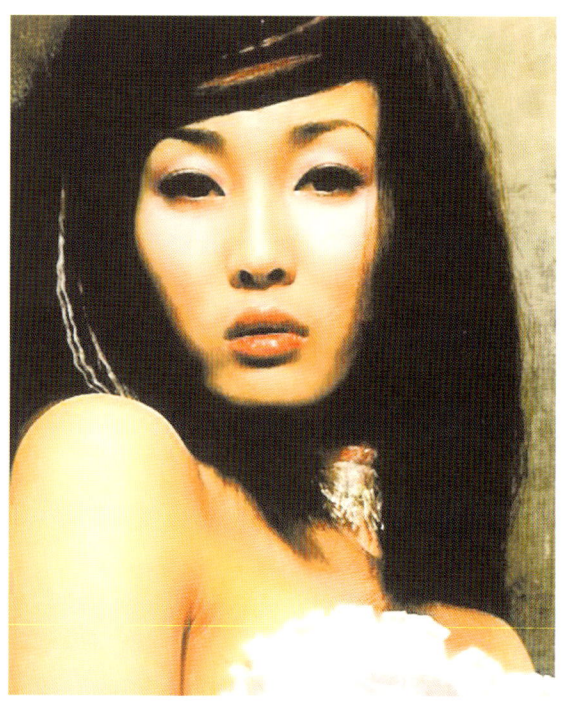

177cm 33-24-36

한불화장품, 던킨도너츠, 에드원, LG싸이언, 삼성노트북 등 다수의 광고, 에스까다, 셀린느, 구찌, 앙드레김, 김영세 국내외 유명브랜드 패션쇼. 국내 패션 잡지 다수.

엽설화 6가지 유형 이미지별 워킹 분석표

	보폭(m)	무릎(오른발 기준) top높이(m)	팔의 움직임(m)	속도(m/s)
내추럴 이미지	1.01	0.73	0.60	1.54
로맨틱 이미지	0.98	0.72	0.46	1.57
매니시 이미지	1.08	0.77	0.75	1.72
에스닉 이미지	0.98	0.76	0.69	1.59
액티브 이미지	1.11	0.77	0.82	1.89
클래식 이미지	0.94	0.73	0.41	1.31
평균	1.03	0.75	0.62	1.60

허보미

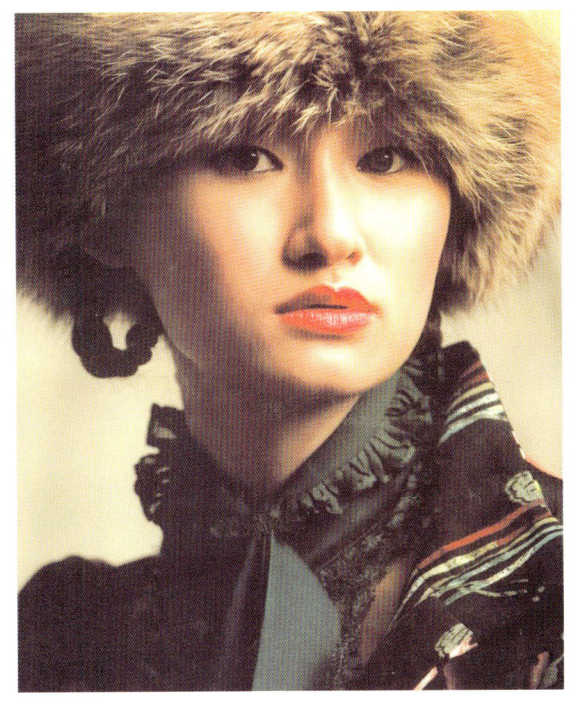

177cm 32-24-34

Tommy Hifiger, 로베르또 카발리, 롭 스미스, 05/06 F/W SFAA COLLECTION, SEOUL COLLECTION, 설윤형, 노승은, 손정완, 이상봉, 루비나, 박윤수, 오은환, 김연주, 박병규, 한송 외 다수. 국내 유명 패션 잡지.

허보미 6가지 유형 이미지별 워킹 분석표

	보폭(m)	무릎(오른발 기준) top높이(m)	팔의 움직임(m)	속도(m/s)
내추럴 이미지	0.97	0.80	0.31	1.43
로맨틱 이미지	0.93	0.76	0.23	1.34
매니시 이미지	1.04	0.78	0.63	1.76
에스닉 이미지	0.93	0.76	0.16	1.33
액티브 이미지	1.02	0.80	0.48	1.74
클래식 이미지	0.83	0.83	0(팔고정)	0.96
평균	1.03	0.75	0.49	1.60

총평

그동안 학생을 지도했던 방법과 달리 새로운 개념으로 좀더 실용적이고 효율적인 지도법을 위해 시작한 연구에서 참으로 많은 것을 느끼며 보람을 느낀다. 우선, 7년차의 톱모델에서 14년차의 톱모델까지 실험자로 설정해 두고 실험을 한 결과, 동시대에서 인정하는 모델이며 실험시 워킹 이미지를 동일시하는 조건을 달았음에도 몸으로 표출해 내는 에너지와 그 표현력은 각각 다른 형상을 띤다는 것이 확인되었다.

이는 개인이 우수한 체형 조건을 갖추었다고 해서 무조건 톱모델이 되는 것은 아님을 일깨워 준다. 각 개인이 내재하고 있는 취향, 자라난 환경, 지향하고 있는 성향, 현재 처해 있는 개인의 사정에 따라 몸에서 표출되어 나오는 느낌이 제각각 틀려질 수 있다는 것이다.

박순희의 워킹을 살펴보자. 박순희는 강한 현대적인 이미지의 외모를 지니고 있다. 많은 경험으로 자기의 느낌을 풍부하게 표현할 줄 아는 박순희는 다양한 워킹을 잘 구사하며 영향력도 있다. 뿐만 아니라 가장 특별한 점은 모든 유형 이미지별 워킹에서 다른 실험자에 비해 도입부에서 가장 빨리 치고 나와 시선을 끌어모으는 흡입력의 카리스마가 많이 돋보이는 모델이다. 그리고 각진 어깨와 얼굴이 현대가 요구하는 모델상에 잘 부합된다.

  이 책을 읽는 여러분이 박순희와 같은 유형에 속한다면 박순희의 호흡, 눈빛, 온몸의 움직임을 집중해서 보면 많은 도움이 될 것이다. 주의할 점은, 모던하고 차가운 이미지는 자칫 딱딱해 보일 수 있으므로, 특히 눈빛과 호흡에 대해서 좀더 유의해야 한다는 것이다.

  엽설화는 모든 워킹에 있어서 신체적인 표현력보다 감성 및 얼굴, 눈빛, 표정으로 표현하는 능력이 뛰어나다. 반면 어깨의 경직으로 인하여 오른쪽 팔의 움직임에서 팔 뒤꿈치 이하 부분이 팔 전체와 자연스럽게 분리되어 움직이는 것이 아니라 시계추처럼 하나로 뭉쳐져 움직이는 단점을 보인다. 또한 발의 무게 중심이 안쪽으로 모아지는 내전 현상이 나타난다. 이는 소위 안짱이라 일컫는다.

  바른 자세로 걷는 것이 모델의 가장 기본적인 것이지만 많은 톱모델에게서 그런 내전 현상을 흔히 찾아볼 수 있다. 하지만 그런 단점을 엽설화는 자기만이 가지고 있는 독특하고 풍부한 감성적인 표현력으로 잘 커버하고 있다. 이는 모델이 자신의 단점을 잘 극복한 케이스로, 지도자가 꼭 알아두어야 하는 부분이다.

  실험자 중에 가장 오랜 모델 경력을 지닌 최은선은 경력에서 오는 노련미와 자신의 강점인 성숙한 여성미로 가장 표준적인 워킹을 보여 준다. 하지만 신체 중심이 약간 뒤로 쏠리는 경향이 있고, 전체적으로 신체의 움직임이 다른 실험자에 비해 적었다. 만약 이런 체형이 팔과 어깨의 동선이 컸다면 산만해 보였을 텐데 본인의 성향으로 잘 커버하고 있다. 최은선의 워킹은 동선이 적은 대신에 몸으로 표현하는 각각의 감성 이미지 표현 능력이 뛰어나다. 이러한 유형은 초보 모델 지망생들에게 워킹 샘플 모델로 삼을 만하겠다.

허보미의 워킹에서는 가장 특이한 점을 찾을 수 있는데, 다른 실험자에 비해 무릎을 가장 높은 위치까지 올린다는 점이다. 이는 최근의 워킹트랜드로 여겨진다. 허보미는 약간의 골반 변형(골반이 반듯하지 않은 경우)으로, 이는 모델뿐 아니라 일반인들에게도 흔히 나타나는 케이스이다. 전문 용어로 추간판탈출증(디스크가 앞 또는 뒤, 옆으로 살짝 빠져 나오는 것)인데, 이러한 경우 골반 체형 고정 체조를 지속적으로 해줄 필요가 있다. 그러나 허보미의 경우는 외모에서 오는 미래 지향적이며 달콤한 복합적인 이미지로 커버하여 극복하고 있다. 다른 실험자에 비해 어린 나이로 모든 유형에서 워킹의 일반화가 이루어져 각 이미지별 워킹에서 차이점이 적다. 하지만 앞으로 다양하고 많은 경험과 본인의 노력에 의하여 발전 가능성이 무한한 모델이다.

모델에게 있어 체형과 감성적인 부분이 무엇보다 중요하다. 유형 이미지별 워킹에 따라 워킹이 변화하듯이 워킹의 변화에는 다양한 변수들이 있다. 예를 들어 음악과 조명, 메이크업 등은 모두 워킹의 변화를 일으키는 것들이다. 지도자는 자신의 경험에서 오는 워킹이 모범 답안이라고 여기는 자만심에 빠지지 말고, 학습자의 입장에서 존중하고 인정해 주며 칭찬해주는 자세를 지녀야 한다.

클래식 이미지 워킹에서는 실험자 모두 보폭 및 팔의 움직임, 속도가 현저히 좁고 느려지는 것이 공통 분모이다. 또 보폭이 느려지면 속도도 느려지고, 보폭이 빨라지면 속도 또한 빨라진다. 뿐만 아니라 상체의 움직임이 동적이면 하체의 움직임은 정적이고, 반대로 상체의 움직임이 정적이면 하체의 움직임은 동적이 된다. 이러한 공통점을 기준으로 삼아 톱모델을 꿈꾸는 여러분께 도움이 되었으면 한다.

에스닉 이미지와 내추럴 이미지의 워킹에서는 두드러진 차이점을 보인다기보다 개인의 성향에 따라 조금씩 다름을 알 수 있다. 이는 모델들이 현재까지의 이미지 이해도에서 발전시켜 앞으로 어떻게 이러한 이미지의 정의를 내릴 수 있는지에 대한 과제라 할 수 있다.

끝으로 워킹 지도자들이 몇 가지 유의할 점을 집어 보자.

기본 워킹시 시선은 정면만을 응시하는 것보다 고개를 좌우로 움직여 줌으로써 다양한 각도의 관중들에 대한 배려를 보여 줄 수 있도록 하자.

매니시와 액티브 이미지에서는 좀더 다양한 역동성에 대한 모션으로, 강한 어깨와 팔 동작, 발등으로 치는 듯한 워킹을 보여 주는 것이 좋다.

클래식 이미지는 극도로 절제된 아름다움에서 좀더 보폭을 좁히며 크로스 워킹을 이용하여 여성의 뒷모습이 가지고 있는 우아한 곡선을 표현해 주도록 하자. 손목과 손가락을 이용한 감성 표현 역시 좋은 방법이라 하겠다. 작은 손 동작 하나로 표현될 수 있는 감성은 무한하다.

일반적으로 모델들은 많은 이미지를 눈빛으로 표현하곤 한다. 그러나 얼굴에서 표현할 수 있는 이미지는 눈빛을 제외하고도 많은 부분이 있다. 예를 들어 입술을 꽉 깨문 느낌과 한쪽 입꼬리만 살짝 올려 준 느낌은 매우 다르다. 눈썹도 마찬가지다. 눈빛으로 표현하는 것도 좋지만 더욱 풍요로운 감성적인 표정을 위한 얼굴의 다른 부분들도 활용할 수 있도록 하자.

위와 같은 것들을 보완해 주기 위해 지도자들은 모델들 스스로 자신만의 살아 있는 감정과 워킹을 만들어 갈 수 있도록 지도하여야 한다.

그래서 워킹에 본인의 감성과 철학을 담아 머리끝부터 발끝까지 온몸의 감각을 이용하여 좀더 관객과 함께 호응하고, 자신을 표현할 수 있도록 지도해야 한다.

참고 문헌 및 자료

- 『물만 먹어도 찌는 살 한방으로 살빼기』 김석 외, 시공사, 2001
- 『초승달이 뜨면 여행을 떠나지 말라(기가 과학인 이유 41가지)』 김인곤, 지식산업사, 1997
- 『기공강좌』 박인현, 하남출판사, 1997
- 『운동처방론』 성동, 고려의학, 2005
- 『칼로리 핸드북』 승정자 외, 사람사랑, 1998
- 『생활기공』 이동현, 정신세계사, 1992
- 『건강기공』 이동현, 정신세계사, 1996
- 『기본 인체해부학』 정진웅 외, 탐구당, 2001
- 『하버드메디컬스쿨 가정의학가이드』 하버드의과대학, 동아일보사, 2004
- 『운동과 스포츠 생리학』 Jack H. Willmore & David L. Costill, 강희성 외, 도서출판 대한미디어, 2002
- 『파워운동생리학』 Scott K. Powers & Edward T. Howley, 정성태 감수, 최대혁 외, 라이프사이언스, 2001
- 『모델학』 김동수, (주)황금가지, 2002
- 『fashion today』 Colin Mcdowell, Phaidon Press Inc, 2000
- 『ICONS OF FASHION—the 20th century』 Gerda Buxbaum, Prestel Publishing Ltd, 1999
- 『THE FASHION BOOK』, Phaidon Press Inc, 1998
- 『DECADES OF BEAUTY—the changing image of women 1890s~1990s』 Kate Mulvey & Melissa Richards, Octopus Publishing Group Ltd
- 『VOUGE—ITALY, MILANO』
- 『ELLE』
- 『GQ』

성공하는 여성을 위한 파워워킹

초판 인쇄 _ 2005년 12월 22일
초판 발행 _ 2005년 12월 26일

지은이 _ 김동수
펴낸이 _ 김제구
펴낸곳 _ 리즈앤북

등록 _ 2002년 11월 15일
주소 _ 121-842 서울시 마포구 서교동 482-38
전화 _ 02)332-4037(代)
팩스 _ 02)332-4031

ISBN 89-90522-39-0 13690

* 이 책에 대한 무단 전재 및 복제를 금합니다.
* 잘못된 책은 구입하신 서점에서 바꿔 드립니다.